H. pylori 除菌後発見胃癌の内視鏡診断

八木一芳 新潟県立吉田病院　診療部長

味岡洋一 新潟大学大学院医歯学総合研究科分子・診断病理学　教授

医学書院

H.pylori 除菌後発見胃癌の内視鏡診断

発　行　2016年5月15日　第1版第1刷©

著　者　八木一芳・味岡洋一
　　　　　　　や ぎ かずよし　　あじおかよういち

発行者　株式会社　医学書院

　　　　代表取締役　金原　優

　　　　〒113-8719　東京都文京区本郷 1-28-23

　　　　電話　03-3817-5600（社内案内）

印刷・製本　横山印刷

ISBN978-4-260-02481-5

序

2013年2月に*H.pylori*除菌治療が全面的に保険適用となった．これは慢性胃炎の原因の大部分は*H.pylori*感染によるものであり，それは明らかに病んだ胃であり，胃癌をはじめとした多くの疾患の母地であることが広く認められたことを意味する．慢性胃炎は今後，原因によって分類され，そのなかでも大部分を占める*H.pylori*による慢性胃炎は，*H.pylori*が陽性の慢性活動性胃炎(chronic active gastritis)[1]と*H.pylori*が以前は陽性だったが除菌で，または自然に消失し，活動性炎症が消失した慢性非活動性胃炎(chronic inactive gastritis)[1]の2つに分けられるようになる．それを臨床の場できちんと診断していくことが必要となる．さらに，*H.pylori*感染がない正常の胃[2]も正確に診断すべきである．このように*H.pylori*未感染正常胃と慢性活動性胃炎と慢性非活動性胃炎の3つを分けて診断することが求められ，その他にA型胃炎などが特殊胃炎として分類されるようになるであろう．慢性非活動性胃炎では癌の発生が抑えられるという報告もあるが，その一方，胃炎様の内視鏡診断が困難な胃癌が発生することも報告されている[3~6]．それは本書でも詳細に記載した．

内視鏡検査施行中に慢性活動性胃炎か非活動性胃炎かを内視鏡所見から診断し[7]，そして慢性非活動性胃炎から発生する従来とは異なる像を呈する胃癌を的確に診断する内視鏡診断技術[5,6]がこれからは求められる．なぜならば慢性非活動性胃炎は増加し，いずれは慢性胃炎の大部分を占めるからである．

筆者らはその時代がすぐそこまできていることを見据えて，慢性非活動性胃炎粘膜の特徴，そしてそこから発生する癌の特徴を検討してきた．本書では，それらをできるだけわかりやすく記載した．内視鏡室にも1冊置くことで1例1例の胃炎診断に，また胃癌の診断にきっと役に立つと信じている．

2016年3月

八木一芳，味岡洋一

目次

第1章

H.pylori 陽性活動性胃炎と *H.pylori* 消失非活動性胃炎の内視鏡的鑑別点

1 *H.pylori* 感染に伴う胃粘膜の変化

　胃粘膜は，Ⓐ *H.pylori* 未感染の正常胃，Ⓑ *H.pylori* 感染による慢性活動性胃炎（chronic active gastritis），Ⓒ *H.pylori* 感染による慢性非活動性胃炎（chronic inactive gastritis）に大きく分けられる．

A *H.pylori* 未感染正常胃

　H.pylori 未感染正常胃の内視鏡像は胃底腺領域，すなわち胃底腺が存在する胃体部全体（**Fig.1ⓐ～ⓒ**），および前庭部近位側（**Fig.1ⓓ**）に regular arrangement of collecting venules（RAC）[8～10] が観察される．他方，前庭部の遠位側には幽門腺粘膜が存在する．それをシェーマに示すと **Fig.2ⓐ** のようになる．

B *H.pylori* 感染による慢性活動性胃炎と，炎症の進展，萎縮の発生

　H.pylori は乳児・幼児期に感染する．まず前庭部に感染し（**Fig.2ⓑ**），その後，細胞毒性の強い東アジア株の *H.pylori* は胃底腺粘膜が大彎ほど厚くない体部小彎に移動し，粘膜全層性に炎症細胞浸潤を起こす（**Fig.2ⓒ**）．胃体部小彎の胃底腺には幽門腺化生が発生し，粘膜萎縮へと変化する（**Fig.2ⓓ**）．それに従い，炎症の主体は胃体部大彎へと移動していく（**Fig.2ⓓ**）．これが日本人の *H.pylori* 感染慢性胃炎の進展様式と筆者らは理解している．

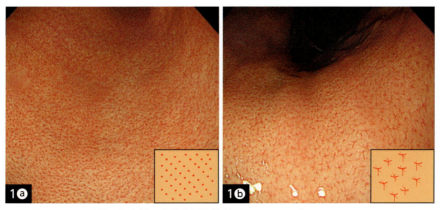

Fig.1ⓐ　RAC の胃体下部大彎の通常内視鏡像（右下はシェーマ）
　　ⓑ　RAC の胃体中部小彎の通常内視鏡像
　　　　　近接はヒトデ状に見える（右下は近接像のシェーマ）．

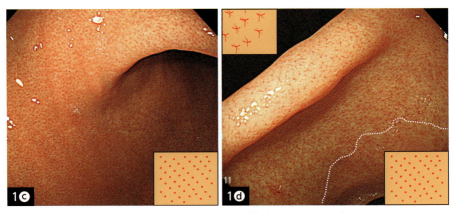

Fig.1ⓒ　RAC の胃体下部小彎から前壁の通常内視鏡像（右下はシェーマ）
　　1ⓓ　RAC の前庭部小彎の近位側と胃角小彎の内視鏡像（左上は胃角小彎の近接像のシェーマ，右下は遠景のシェーマ）.

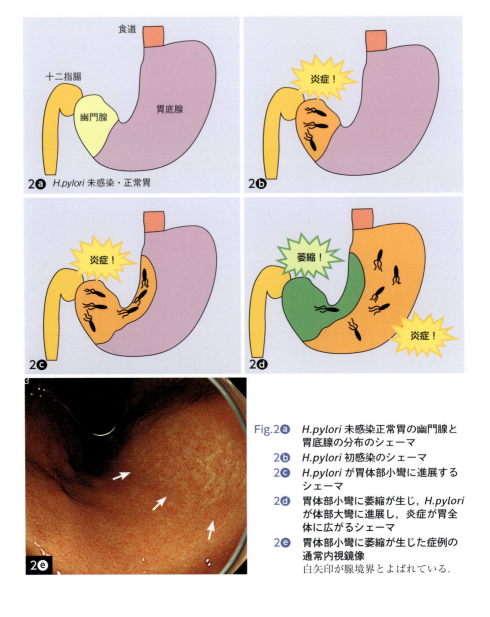

Fig.2ⓐ　*H.pylori* 未感染正常胃の幽門腺と胃底腺の分布のシェーマ
　　2ⓑ　*H.pylori* 初感染のシェーマ
　　2ⓒ　*H.pylori* が胃体部小彎に進展するシェーマ
　　2ⓓ　胃体部小彎に萎縮が生じ，*H.pylori* が体部大彎に進展し，炎症が胃全体に広がるシェーマ
　　2ⓔ　胃体部小彎に萎縮が生じた症例の通常内視鏡像
　　　　白矢印が腺境界とよばれている.

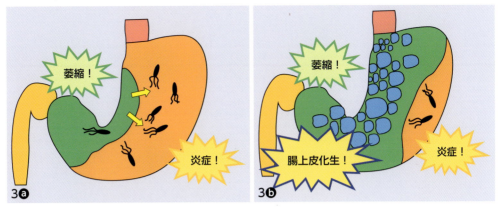

Fig.3ⓐ 萎縮は黄色矢印のように，小彎から大彎に広がる．
   3ⓑ 胃体部小彎を中心に萎縮粘膜が広がり，腸上皮化生も併発する．胃底腺が残存する胃体部大彎では活動性炎症が持続する．

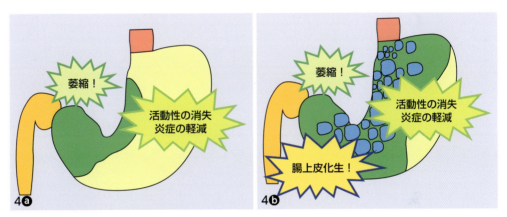

Fig.4ⓐ 萎縮が木村・竹本分類の closed の胃のシェーマ
   4ⓑ 萎縮が木村・竹本分類の open の胃のシェーマ
   H.pylori が消失すると胃底腺領域では活動性が消失し，炎症は軽減する．

　内視鏡的には胃体部小彎に褪色調の萎縮粘膜が観察される（Fig.2ⓔ）．この程度の軽度萎縮で留まっている患者は，十二指腸潰瘍などを患うことがある．しかし，胃体部大彎に移動した *H.pylori* の炎症の持続とともに，萎縮が大彎まで広がってくることが日本人には多い（Fig.3ⓐ）．萎縮が生じた部位には腸上皮化生も出現する（Fig.3ⓑ）．これが *H. pylori* 感染による慢性活動性胃炎の自然経過である．

Ⓒ *H.pylori* 消失による慢性非活動性胃炎と胃粘膜の変化

　除菌によって *H.pylori* が消失すると，胃粘膜から好中球浸潤が消失する（活動性が消失する）．また，慢性炎症細胞浸潤も軽減する（炎症の改善）が，すぐには正常化せず，炎症細胞浸潤が残存することが多い．これらの変化は萎縮粘膜でも観察されるが，胃底腺粘膜でより著明である（Fig.4ⓐ, ⓑ）．通常内視鏡観察では"びまん性発赤の消失"であり，拡大内視鏡観察では"ピンホール状開口部の出現"となる[11]．これが，慢性非活動性胃炎の内視鏡像である．

2 　内視鏡による鑑別のポイント

A 　通常内視鏡観察

1）びまん性発赤，皺襞腫大，汚い白い粘液

　　H.pylori 陽性慢性活動性胃炎の通常内視鏡による特徴は，①びまん性発赤（Fig.5ⓐ），②皺襞腫大（Fig.5ⓑ），③汚い白い粘液（Fig.5ⓒ）とされている[12, 13]．これら所見のうち1つでも有するものを *H.pylori* 陽性慢性活動性胃炎と判断し，便中抗原の結果を正解として *H.pylori* 感染の正診率を調べた．Table.1 のように *H.pylori* 陽性を内視鏡的に陽性と正診できた症例は79％であった．一方，上記の内視鏡的所見の3つとも認めない症例を内視鏡的に *H.pylori* 陰性とした場合，陰性と正診できた症例は52％に留まった〔この検討は NBI 拡大内視鏡の正診率と比較検討してある．本章の3のB．問題点（21頁）を参考にしていただきたい〕．このデータから，通常内視鏡観察で慢性非活動性胃炎を診断することは困難であることを示している．次頁に症例を示す．

<table>
<tr><td>Column
1</td><td>*H.pylori*-status とは？</td></tr>
</table>

　H.pylori 関連の英語論文を読むと「*H.pylori*-status」という言葉が出てくる．これは「*H.pylori* 感染状態」と訳すことができる．感染状態は，次の3つに大きく分けられる．(1)*H.pylori* 感染がない，すなわち未感染．(2)*H.pylori* 感染は以前あったが，現在は *H.pylori* は陰性化している．すなわち既感染．(3) *H.pylori* 感染が現在も持続している現感染．

　H.pylori が発見され，さまざまな疾患と関連があることが解明されてから，この *H.pylori*-status は世界的に重要視されてきた．消化性潰瘍は *H.pylori* 現感染の状態では再発を繰り返す．そのため除菌治療が強く推奨される．既感染では，消化性潰瘍は無治療でも再発は抑えられる．未感染症例からは胃癌の発生はきわめて稀である．このように *H.pylori*-status によって発症する疾患が異なってくる．発生する疾患がきわめて明快に分けられるのである．

　では，既感染と現感染では胃癌の発生はどうなのか？これに関しては，除菌を行うことで胃癌の発症が1/3に減少するという Lancet 論文[1] が出てからも議論が続いている．さらに，既感染症例から発生する胃癌は，現感染症例に比較すると胃炎様で範囲がわかり

にくいということが報告され始めている．内視鏡医が *H.pylori*-status を意識することがさらに重要になってきている．

　H.pylori 現感染＝慢性活動性胃炎，*H.pylori* 既感染＝慢性非活動性胃炎，と考えるのが京都分類をはじめわが国では一般的である[2]．本書もその考えに従っている．慢性活動性胃炎では好中球浸潤と慢性炎症細胞浸潤の両方を伴う．一方，慢性非活動性胃炎は慢性炎症細胞浸潤のみを伴う．

　この項では「*H.pylori* の有無」としてあるが，これは *H.pylori* 未感染を除いての *H.pylori*-status であることを注意していただきたい．

文献

1) Fukase K, Kato M, Kikuchi S, et al : Effect of eradication of Helicobacter pylori on incidence of metachronous gastric carcinoma after endoscopic resection of early gastric cancer : an open-label, randomized controlled trial. Lancet 372 : 392-397, 2008
2) 中島滋美，九嶋亮治：病理診断と一致する慢性胃炎の内視鏡診断と分類．春間　賢（監）：胃炎の京都分類．pp121-124, 日本メディカルセンター，2014

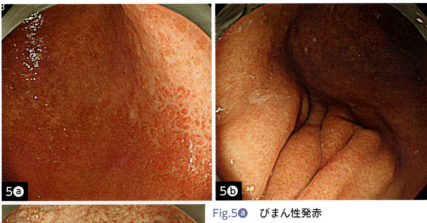

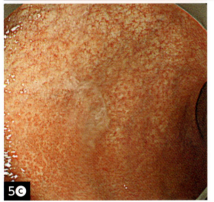

Fig.5ⓐ びまん性発赤
5ⓑ 皺襞腫大
5ⓒ 汚い白い粘液

Table.1 通常内視鏡での *H.pylori* の有無の正診率
・56 例で検討

便中抗原陽性	通常内視鏡で陽性と判断
33 例	26 例 79％の正診

便中抗原陰性	通常内視鏡で陰性と判断
23 例	12 例 52％の正診

症例 A（Fig.5 ⓓ）

　著明な①びまん性発赤も②皺襞腫大も③汚い白い粘液もなく，活動性か非活動性かの判断に苦慮したが Fig.5ⓓの白矢印の非萎縮部が萎縮部に比べて発赤調であり，これをびまん性発赤と解釈し，活動性と診断した．便中抗原は陰性で慢性非活動性胃炎であった．

症例 B（Fig.5 ⓔ）

　①びまん性発赤，③汚い白い粘液，はない．しかし大彎の皺襞の太さは不揃いで，②皺襞腫大ありと解釈したが，便中抗原は陽性で慢性活動性胃炎であった．

　このように慢性非活動性胃炎には慢性活動性胃炎の時期に有していた特徴が観察され，そのために診断が困難になるものと考えられた．

2）色調逆転現象

　筆者らは，*H.pylori* が消失した後の慢性非活動性胃炎に特徴的な内視鏡所見がないかどうかを探してきた．その結果，慢性活動性胃炎では非萎縮領域が萎縮領域に比べ発赤が強いが，慢性非活動性胃炎では逆に萎縮領域が非萎縮領域よりも発赤が強いことに気付いた．これを胃粘膜の"色調逆転現象"と筆者らは名付けた[14]．

a）慢性活動性胃炎の内視鏡像

　Fig.6ⓐは，*H.pylori* 陽性の慢性活動性胃炎の胃体下部内視鏡像である．白矢印の中が非萎縮領域である．白矢印の外の萎縮領域に比べると，発赤がやや強いことがわかる．

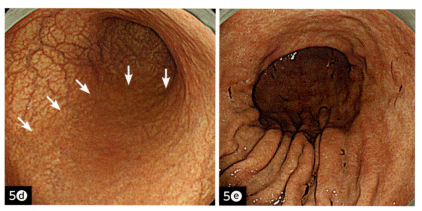

Fig.5**d**　白矢印の部分をびまん性発赤と診断した.
　5**e**　皺襞腫大ありと診断した.

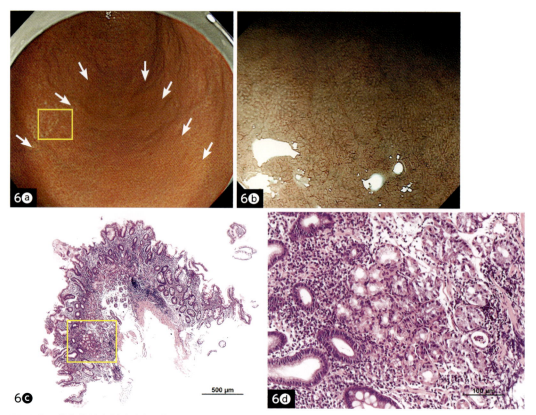

Fig.6**a**　非萎縮領域(白矢印)は外側の萎縮領域に比べて赤い.
　6**b**　**Fig.6aの黄色枠の NBI 拡大像**
　　　　慢性活動性胃炎の像である.
　6**c**　**Fig.6bの部分の生検組織像**(弱拡)
　　　　炎症細胞浸潤(慢性炎症細胞および好中球浸潤)は強い.
　6**d**　**Fig.6cの黄色枠の強拡大像**
　　　　炎症細胞浸潤(慢性炎症細胞および好中球浸潤)に囲まれた胃底腺が観察される.

　　Fig.6**a**の黄色枠の NBI 拡大像が Fig.6**b**である．NBI 拡大像でも慢性活動性胃炎と診断できる〔本章の「2. B. NBI 拡大内視鏡観察(16 頁)」を参照〕．この拡大部位の生検では，炎症

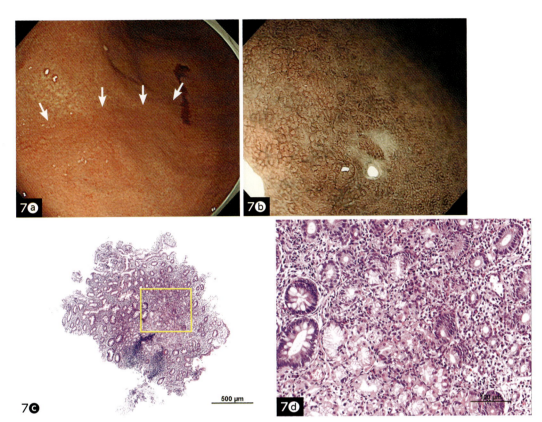

Fig.7ⓐ 白矢印の下側が非萎縮領域で，上側の萎縮領域に比べると赤い．

7ⓑ Fig.7ⓐの出血部位の NBI 拡大像
活動性炎症を伴った胃底腺粘膜が混じている像である．

7ⓒ Fig.7ⓑの生検組織（弱拡）
炎症細胞浸潤が強い．

7ⓓ Fig.7ⓒの黄色枠の強拡大像
胃底腺が炎症細胞に囲まれている．

細胞浸潤（慢性炎症細胞および好中球浸潤，以下同）は高度で（Fig.6ⓒ），炎症細胞浸潤に囲まれた胃底腺も確認された（Fig.6ⓓ）．便中抗原では *H.pylori* 陽性が確認された．

　さらにもう 1 例，慢性活動性胃炎の内視鏡像を示す．胃体下部前壁大彎の内視鏡像である．白矢印の下側が非萎縮領域である（Fig.7ⓐ）．上の萎縮領域に比べると発赤が強い（Fig.7ⓐ）．右上の出血は生検によるものである．この生検部位の NBI 拡大像が Fig.7ⓑである．*H.pylori* 陽性の慢性活動性胃炎の像である．生検組織では炎症細胞浸潤が強く（Fig.7ⓒ），胃底腺が炎症細胞に囲まれているものも確認された（Fig.7ⓓ）．便中抗原では *H.pylori* 陽性が確認された．

b）慢性非活動性胃炎の内視鏡像

　除菌後症例の胃体中部の内視鏡写真である（Fig.8ⓐ, ⓑ）．Fig.8ⓐ, ⓑの白矢印の近位側が非萎縮領域である．白矢印の遠位側の萎縮領域に比べて白く見える．Fig.6ⓐや Fig.7ⓐで示した慢性活動性胃炎では萎縮部が白く，非萎縮部が赤く見えるので白と赤の色調が逆転している．これが筆者らの言う色調逆転現象である．慢性活動性胃炎は，萎縮が白，非萎縮が赤，非活動性胃炎は萎縮が赤，非萎縮が白である．Fig.8ⓑの黄色枠の NBI 拡大内視鏡像

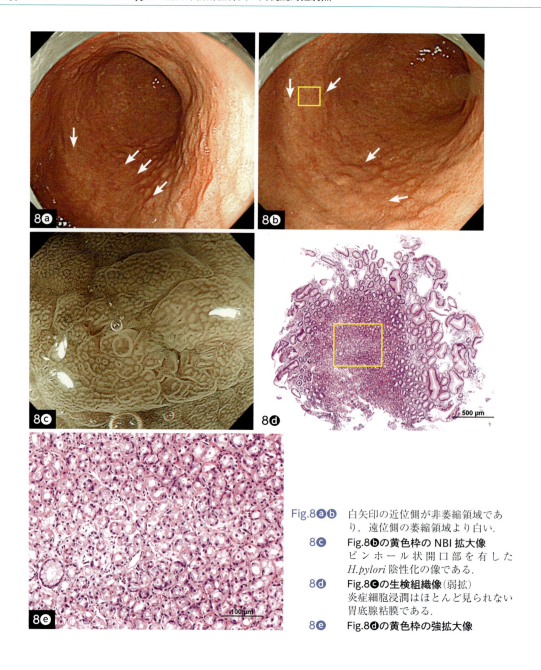

Fig.8 **ab**　白矢印の近位側が非萎縮領域であり，遠位側の萎縮領域より白い．

8 **c**　Fig.8 **b** の黄色枠の NBI 拡大像
　　　ピンホール状開口部を有した *H.pylori* 陰性化の像である．

8 **d**　Fig.8 **c** の生検組織像（弱拡）
　　　炎症細胞浸潤はほとんど見られない胃底腺粘膜である．

8 **e**　Fig.8 **d** の黄色枠の強拡大像

が Fig.8 **c** である．*H.pylori* 陰性化した拡大像である．この部分の生検では，炎症細胞浸潤はほとんど見られない萎縮のない胃底腺粘膜が確認された（Fig.8 **d**, **e**）．

　さらにもう 1 例，慢性非活動性胃炎の内視鏡像を示す．Fig.9 **a** の白矢印の左下側が非萎縮粘膜である．後壁から小彎（矢印の逆方向）側の萎縮粘膜に比べて白い．黄色枠部分の NBI 拡大内視鏡観察では炎症の消失した胃底腺粘膜を表す像と，萎縮粘膜の像とが混在している（Fig.9 **b**）．この部分の生検組織では，腸上皮化生と胃底腺とが混在し，軽度の慢性炎症細胞浸潤を認めた（Fig.9 **c**, **d**）．便中抗原は陰性，尿素呼気試験でも陰性が確認された．

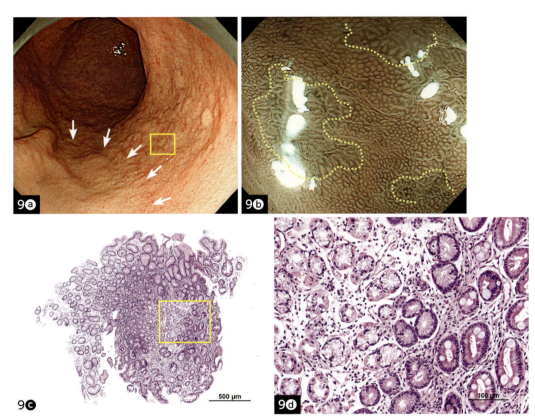

H.pylori 陽性活動性胃炎と *H.pylori* 消失非活動性胃炎の内視鏡的鑑別点

Fig.9ⓐ 非萎縮粘膜（白矢印）は右上側の萎縮粘膜〔後壁から小彎側（矢印の逆方向）〕に比較して白い.

9ⓑ **Fig.9ⓐの黄色枠の NBI 拡大像**
炎症の消失した胃底腺粘膜と萎縮粘膜（黄色点線部）が混在している.

9ⓒ **Fig.9ⓑの生検組織像**（弱拡）
腸上皮化生と胃底腺が混在しており，慢性炎症細胞浸潤は軽度.

9ⓓ **Fig.9ⓒの黄色枠の強拡大像**

Table.2 色調逆転現象の有無と *H.pylori* 陽性，陰性の検討結果
・105 例で検討

	H.pylori 陰性	*H.pylori* 陽性	計
逆転現象あり	43 例	2 例	45 例
逆転現象なし	35 例	25 例	60 例
計	78 例	27 例	

色調逆転現象の *H.pylori* 陰性化の感度 = 0.55
色調逆転現象の *H.pylori* 陰性化の特異度 = 0.93
色調逆転現象の *H.pylori* 陰性化の PPV = 0.96
色調逆転現象の *H.pylori* 陰性化の NPV = 0.42

c) 色調逆転現象の *H.pylori* 陰性化の感度と特異度

　H.pylori 未感染症例を除いた慢性胃炎症例 105 例の内視鏡観察を行い，色調逆転現象の有無を確認してから，*H.pylori* の有無を便中抗原や尿素呼気試験で確認した．その成績を Table.2 に示す．色調逆転現象を示したものの（27 例中 2 例），ほとんどが *H.pylori* 陰性化例であった（96%，45 例中 43 例）．しかし，*H.pylori* 陰性化例で色調逆転現象を認めたのは 55%（78 例中 43 例）のみであった．このことから，慢性非活動性胃炎，すなわち

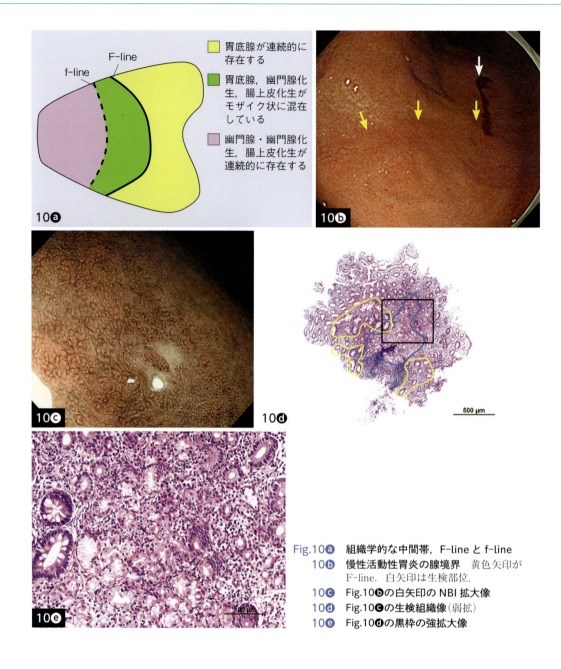

胃底腺が連続的に
存在する

胃底腺，幽門腺化
生，腸上皮化生が
モザイク状に混在
している

幽門腺・幽門腺化
生，腸上皮化生が
連続的に存在する

Fig.10ⓐ　組織学的な中間帯，F-line と f-line
　　10ⓑ　慢性活動性胃炎の腺境界　黄色矢印が
　　　　　F-line．白矢印は生検部位．
　　10ⓒ　Fig.10ⓑの白矢印の NBI 拡大像
　　10ⓓ　Fig.10ⓒの生検組織像（弱拡）
　　10ⓔ　Fig.10ⓓの黒枠の強拡大像

　H.pylori 陰性化のすべてを色調逆転現象で診断できるわけではないが，色調逆転現象があれば慢性非活動性胃炎（すなわち *H.pylori* 陰性化例）と考えてよいと解釈できる．色調逆転現象による慢性非活動性胃炎診断の感度は 0.55，特異度は 0.93，positive predictive value（PPV）は 0.96，negative predictive value（NPV）は 0.42 であった．感度は低いものの，慢性非活動性胃炎に特異的な内視鏡像として非常に有用なものと考えられる．

3）中間帯の鮮明化

a）中間帯とは何か

　慢性胃炎の胃は，口側から，組織学的に①胃底腺粘膜が連続的に存在する領域，②胃底腺，幽門腺化生，腸上皮化生がモザイク状に存在する領域，③幽門腺・幽門腺化生や腸上

皮化生が連続的に存在する領域，に区分される．①と②の境界は F-line（large f line），②と③の境界は f-line（small f line）とよばれ，F-line と f-line の間が中間帯とよばれてきた（Fig.10ⓐ）[15~17]．F-line は内視鏡および切除標本の肉眼観察で識別可能であるが，f-line は組織学的検討でなければ識別できないとされてきた．

慢性活動性胃炎の腺境界付近の内視鏡像を見てみよう（Fig.10ⓑ）．黄色矢印が木村・竹本分類の腺境界である．Fig.10ⓐで示した F-line に相当する．中間帯は萎縮粘膜の中に存在するが，f-line は観察できず，中間帯としては認識できない．白矢印は生検による出血であり，この部位は中間帯である（Fig.10ⓑ）．それは以下に述べる NBI 拡大内視鏡観察で診断ができる（Fig.10ⓒ）．出血部位の生検前の NBI 拡大内視鏡観察で，不規則な円形開口部が観察された（Fig.10ⓒ）．これは活動性炎症を伴った胃底腺の存在を示唆する像である．生検すると，腸上皮化生の中に好中球と慢性炎症細胞浸潤を伴った胃底腺が確認された（Fig.10ⓓ，青線内は胃底腺．黄色線内は腸上皮化生）．Fig.10ⓓの黒枠を拡大観察すると，胃底腺の存在が明らかである（Fig.10ⓔ）．すなわち，胃底腺と腸上皮化生を含んだ萎縮粘膜が混在しており，中間帯と考えてよい．このように慢性活動性胃炎では，中間帯は木村・竹本分類の萎縮領域の中に存在し，これまでの通常内視鏡観察の発想では，その存在を視認することはできない．

b）中間帯の鮮明化とは何か

しかし慢性非活動性胃炎では，この中間帯が凹凸部分として観察されることが多い．

Column 2　慢性胃炎の温故知新：中間帯について

　若い先生方の多くは，「中間帯」という言葉を知らないと思う．もし知っているならば，その方はおそらく胃炎の病理学にかなり精通しているのではないかと思われる．慢性胃炎の原因が不明だった時代，すなわち1960年頃から1980年前半まで，中間帯は慢性胃炎を理解するうえで大切な key word であった．

　1973年に刊行された吉井隆博先生のテキスト[1]には次のような記述がある．

　「中間腺という特別の腺があるわけではないが，胃底腺と幽門腺の境界部は両者の腺が混合している．この領域を中間帯（intermediate zone）あるいは中間腺領域といい，その幅は個人差が大きく，時にはほとんどこれを欠くこともある」

　また，腸上皮化生の項には「腸上皮化生は主に幽門腺領域に現れるが胃底腺域，ことに中間帯付近に比較的強く現れることがある」と記述されている．

　このように，中間帯は胃底腺粘膜が萎縮，すなわち幽門性化生や腸上皮化生へ変化する過程の重要な領域とされていたようである．

　H.pylori が発見され，慢性胃炎の原因が解明されてからは慢性胃炎の病理学を語る人が少なくなっていき，いつの間にか中間帯を語る人も少なくなった．しかし，その慢性胃炎の原因である *H.pylori* が消失した慢性非活動性胃炎の胃に，中間帯がはっきりと視認される，というのは歴史の巡り合わせと言うべきか．

　この中間帯の凹凸は隆起部が白く，広い 0-Ⅱa 病変にも見えるようである．「生検では Group 1 だが，癌に見えて心配で…」と開業の先生からご紹介いただいたことも数回ある．

　慢性非活動性胃炎症例はさらに増加するであろう．その内視鏡像と病理学的特徴，特に胃底腺，幽門腺化生，腸上皮化生の分布の解明は必要である．これは胃の拡大内視鏡を行っている内視鏡医の使命と筆者（八木）は考えている．今，新鮮な気持ちで中間帯について書いているが，机には吉井先生のテキスト，そして1985年6月に刊行された『胃と腸』Vol.20 No.6「慢性胃炎をどう考えるか」が置いてある．まさに「故（ふる）きを温（たず）ねて新しきを知る」である．

文献
1）吉井隆博：胃の病理—特に組織像の読み方．医学図書出版株式会社，1973

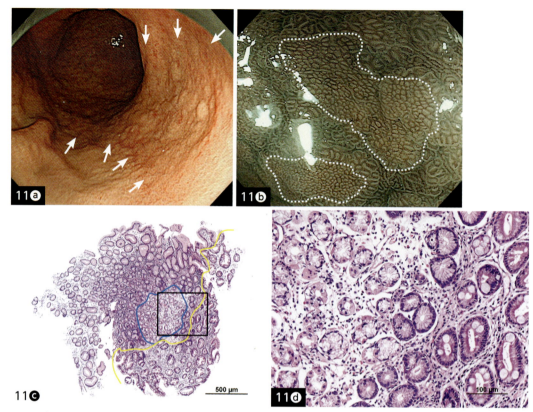

Fig.11ⓐ　慢性非活動性胃炎の腺境界から萎縮部位の内視鏡像　白矢印に囲まれた部位に凹凸が観察される.
　　　11ⓑ　凹凸部位の NBI 拡大像　白点線は胃底腺粘膜を示唆する像である.
　　　11ⓒ　Fig.11ⓑの生検組織像（弱拡）
　　　11ⓓ　Fig.11ⓒの黒枠の強拡大像

　　Fig.11ⓐは除菌後の胃体部内視鏡像である. 色調逆転現象で白色調となった胃底腺粘膜に隣接して胃体部後壁に凹凸した粘膜が連続しているのが観察される（Fig.11ⓐ）. その像を詳細に観察すると, 発赤調の陥凹した粘膜の中に白色調の隆起が多発している（Fig.11ⓐ）. この部分を NBI 拡大観察すると, 発赤部位は腸上皮化生を伴った萎縮粘膜であり, 白色調隆起には円形開口部が観察され, 胃底腺粘膜であることが理解できる（Fig.11ⓑ, 白点線は円形開口部であり, 胃底腺粘膜である）. すなわち, この凹凸部は胃底腺と幽門腺化生や腸上皮化生が混在する中間帯であることが推測される. 組織学的確診を得るために生検を行った. 腸上皮化生の中に胃底腺が存在するのが確認された（Fig.11ⓒ, 青線内は胃底腺. 黄色線より右側は腸上皮化生）. Fig.11ⓒの黒枠を拡大して観察すると, 胃底腺であることが明らかである（Fig.11ⓓ）. 胃底腺には好中球浸潤は存在せず, 慢性炎症細胞浸潤も軽度である（Fig.11ⓓ）. *H.pylori* が消失し, 炎症が消褪したため, 胃底腺と腸上皮化生が NBI 拡大観察では分離して観察され, 通常内視鏡ではこのような凹凸として観察されるものと考えられる. 慢性非活動性胃炎では Fig.11ⓔのように F-line と f-line が視認でき, 中間帯が鮮明化してくるのである.

　　Fig.11ⓕの左側が慢性<u>非活動性</u>胃炎粘膜, 右側が慢性<u>活動性</u>胃炎粘膜である. 右側では, 非萎縮領域と萎縮領域は赤と白の色調で区別できるが, 中間帯は視認できない. しか

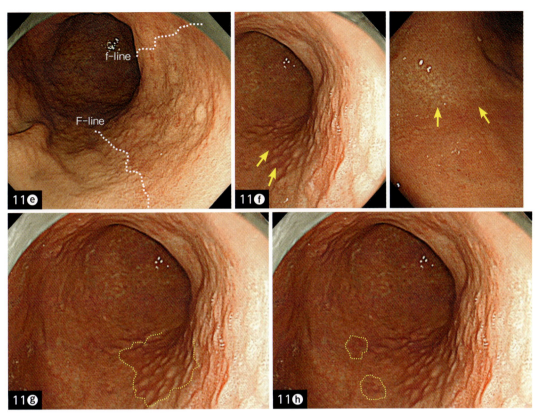

Fig.11ⓔ　　慢性非活動性胃炎に観察される F-line と f-line
11ⓕ　　左が慢性非活動性胃炎で右が慢性活動性胃炎の通常内視鏡像　黄色矢印は F-line.
11ⓖⓗ　慢性非活動性胃炎の内視鏡像　黄色点線が地図状発赤とよばれている.

し左側では，白色調の非萎縮領域，後壁から小彎にかけて凹凸のある中間帯（黄色矢印），そして小彎の萎縮領域が視認される．これまで認識できなかった中間帯を，通常内視鏡で視認できるのである．この現象を筆者らは**中間帯の鮮明化**とよんでいる．**中間帯の鮮明化は色調逆転現象と同様，*H.pylori* が陰性化した慢性非活動性胃炎に特徴的である．Fig.8ⓐ，8ⓑ，9ⓐ**は慢性非活動性胃炎であるが，中間帯の鮮明化が視認できる．しかし Fig.5ⓓ，6ⓐの慢性活動性胃炎には中間帯の鮮明化は観察されない．

4）色調逆転現象と京都分類の地図状発赤の相関性

　『胃炎の京都分類』では，地図状発赤（map-like redness）は *H.pylori* 除菌治療後に出現する特徴的所見の１つとされている[17~19]．同分類の記述では，地図状発赤は比較的境界明瞭で，わずかに陥凹している場合が多く，生検で腸上皮化生が確認されるとしている[19]．この記述やテキストの写真を参考にすると，地図状発赤は色調逆転現象で観察している萎縮領域の発赤部位に一致しているようである（Fig.11ⓖ）．中間帯に広がる発赤は，島状に残存している胃底腺の間に広がる萎縮粘膜であり，腸上皮化生と考えられる（Fig.11ⓖ）．Fig.11ⓖの黄色点線が地図状発赤と思われる．また，胃底腺粘膜の中に散在性に存在する腸上皮化生が，除菌後に発赤として観察されることがよくある（Fig.11ⓗ）．これも地図状発赤とされる所見である．

問題　次の A〜D の 4 枚の通常内視鏡像から，慢性非活動性胃炎症例を 2 枚選べ．

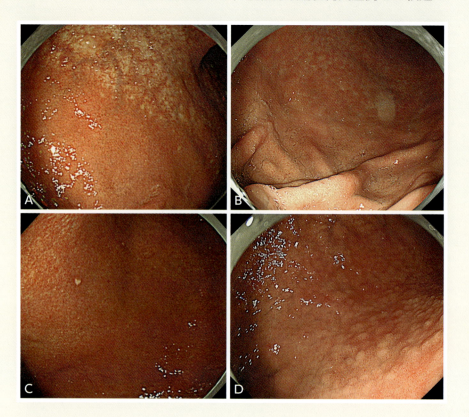

解説

　A は非萎縮粘膜が萎縮粘膜に比べて赤く，色調逆転現象はない．中間帯の鮮明化もなく，典型的な *H.pylori* 陽性の慢性活動性胃炎である．中間帯は A-1 の出血している部位であり，NBI 拡大内視鏡観察では，腸上皮化生粘膜の中に不整な円形開口部が観察された（A-2）．炎症を伴った胃底腺粘膜の拡大像である．生検では，腸上皮化生が混じった炎症を伴う粘膜であった．便中抗原は陽性であった．

　B では，奥の萎縮粘膜に比べて手前の非萎縮粘膜が白色調である（B-1）．中間帯の鮮明化は観察されないが，慢性非活動性胃炎と診断できる．非萎縮領域を NBI 拡大観察すると（B-1 の黄色枠），*H.pylori* が消失した胃底腺粘膜に出現する像である，ピンホール状の開口部が観察された（B-2）．生検では，炎症が消褪した胃底腺粘膜が確認できた（B-3）．

　C では色調逆転現象も中間帯の鮮明化もなく，慢性活動性胃炎と診断できる．Fig.11 ⓐ と同症例である．

　D では色調逆転現象も中間帯も観察され，慢性非活動性胃炎と診断できる．

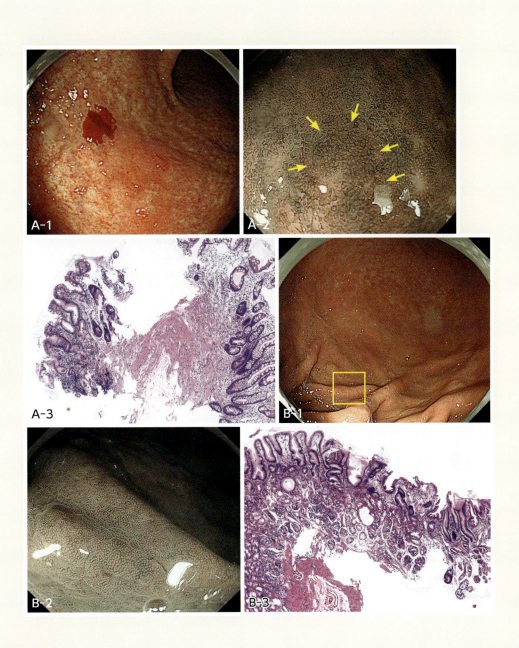

解答

慢性非活動性胃炎は B と D である．A と C は *H.pylori* 陽性であり，慢性活動性胃炎である．

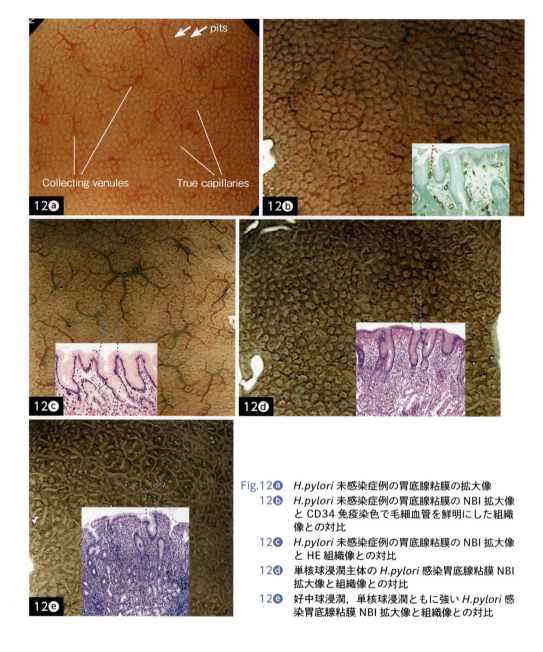

Fig.12ⓐ　*H.pylori* 未感染症例の胃底腺粘膜の拡大像
　　12ⓑ　*H.pylori* 未感染症例の胃底腺粘膜の NBI 拡大像と CD34 免疫染色で毛細血管を鮮明にした組織像との対比
　　12ⓒ　*H.pylori* 未感染症例の胃底腺粘膜の NBI 拡大像と HE 組織像との対比
　　12ⓓ　単核球浸潤主体の *H.pylori* 感染胃底腺粘膜 NBI 拡大像と組織像との対比
　　12ⓔ　好中球浸潤，単核球浸潤ともに強い *H.pylori* 感染胃底腺粘膜 NBI 拡大像と組織像との対比

　このように，色調逆転現象に伴って観察される発赤が『胃炎の京都分類』では地図状発赤と命名されている．

　しかし，この発赤は，「除菌により発赤が消失して白色調に変化した胃底腺粘膜」に比較して，「腸上皮化生が相対的に発赤調に見える」現象であり，筆者らの「色調逆転現象」という表現が，非活動性胃炎の病態（疾病動態）をより正確に表しているものと考えている．

Ⓑ NBI 拡大内視鏡観察

　筆者らは，拡大内視鏡を用いた *H.pylori* 陽性の慢性活動性胃炎と，*H.pylori* が陰性化した慢性非活動性胃炎の診断法を提唱してきたのでそれを紹介する[2,5,11,21]．

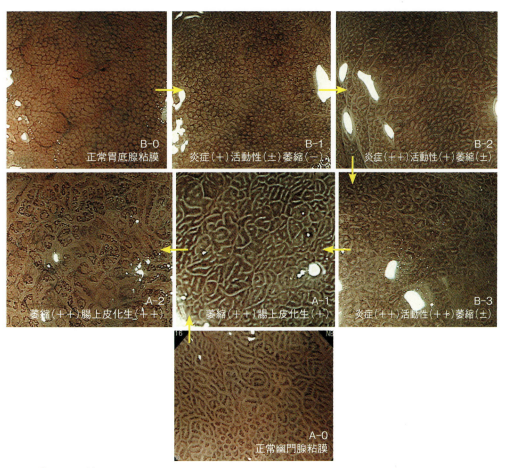

Fig.12❶　A–B 分類

1）胃底腺粘膜腺開口部の変化

　　H.pylori 未感染例の胃底腺粘膜の拡大像では，ピンホール状開口部を毛細血管のネットワークが取り囲み，それら毛細血管が集合細静脈に合流していく像が観察される（Fig.12❷～❹）.

　　Fig.12❸は毛細血管にフォーカスを合わせた NBI 拡大像と CD34 免疫染色で毛細血管を鮮明化した組織像との対比である．Fig.12❹はピンホール状開口部にフォーカスを合わせた NBI 拡大像と HE 組織像との対比である.

　　H.pylori が感染した胃底腺粘膜で，好中球浸潤が軽度で，慢性炎症細胞浸潤が主体だと円形開口部の形が残る．しかし，その開口部の形態や大きさは不揃いとなる（Fig.12❺）.さらに好中球浸潤，慢性炎症細胞浸潤ともに高度になると，開口部は均一な円形ではなく，楕円や溝状のものも出現してくる．これが慢性活動性胃炎の拡大像である．こうした慢性活動性胃炎の粘膜の進展様式を示したのが筆者らの A–B 分類である（Fig.12❻）[2].

● ***H.pylori* 除菌によって生じる胃底腺粘膜腺の変化：ピンホール・ピットについて**

　　H.pylori を除菌すると，胃底腺粘膜から発赤が消失することは既に知られていたが（Fig.13❷），除菌前後で同部の拡大内視鏡像が大きく変化していることに気付いたのは 2000 年ごろである．除菌前には溝や楕円からなっている開口部が，除菌後ではピンで穴

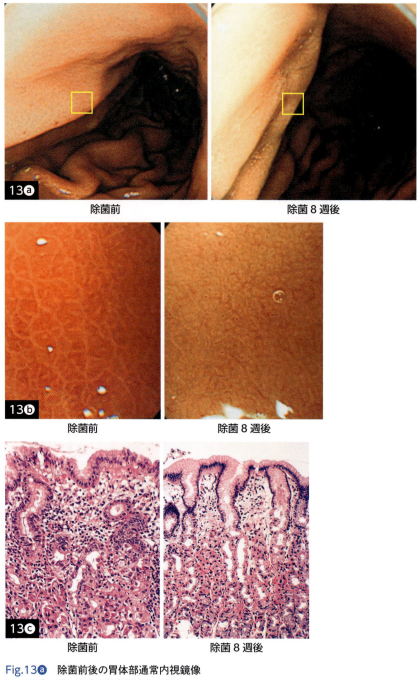

Fig.13ⓐ　除菌前後の胃体部通常内視鏡像
　　　13ⓑ　Fig.13ⓐの黄色枠の拡大像
　　　13ⓒ　Fig.13ⓑの組織像

を空けたような開口部に変化していたのである[11]（Fig.13ⓑ）．それは *H.pylori* 未感染胃の
胃底腺粘膜の拡大像の開口部にきわめて類似していた．さらに，開口部に囲まれた隆起も
平坦化し，開口部の間隔も密になっていた[11]（Fig.13ⓑ）．毛細血管は鮮明化するものや不
鮮明なものなどさまざまであったが，ピンで穴を空けたような開口部だけはほぼ全例に観

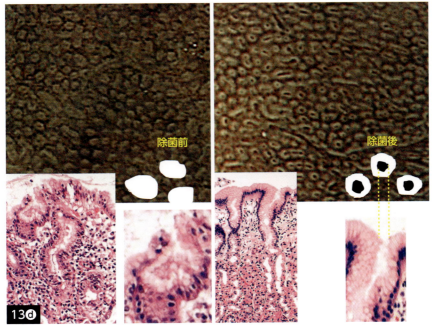

Fig.13ⓓ 除菌前後の胃底腺粘膜の NBI 拡大像と組織像の対比

察された．そこで，この像をピンホール・ピットと命名し，除菌成功の胃底腺粘膜の特徴的拡大内視鏡像とした[11]．除菌前後の胃底腺粘膜開口部(酸やペプシンを分泌するための開口部である)に対応する腺管の組織像を比較すると，除菌前は内腔側も基底側も形状が不整であるが，除菌後ではそれらが滑らかで整な配列に変化していた(**Fig.13ⓒ**)．すなわち，ピンホール・ピットへ向かう変化は，腺開口部を形成する形態学的変化に起因していた(**Fig.13ⓓ**)．**Fig.13ⓓ**の右の像のように「ピンホール・ピット，その周りの同心円状のwhite zone，white zone のコントラストがシャープ，配列が規則的」というのが *H.pylori* 陰性化した胃底腺粘膜の拡大像の特徴である．

3 NBI 拡大内視鏡による正診率と問題点

A 正診率

　本章の「2.内視鏡による鑑別のポイント」でも述べたが，筆者らは通常内視鏡と NBI 拡大内視鏡による *H.pylori* の有無の正診率を検討した[5]．びまん性発赤，皺襞腫大，汚い白い粘液を *H.pylori* 陽性所見とみなし，それらの1つでもあれば通常内視鏡所見からは *H.pylori* 陽性と判定した(**Fig.14ⓐ**)．

　一方 NBI 拡大内視鏡像では，「開口部にピンホール・ピットあり，その周りに同心円状のwhite zone あり，それらの配列が規則的」であるものを *H.pylori* 陰性所見，逆に，「ピンホール・ピットが目立たない，不整な円形の white zone，それらの配列が不規則」であ

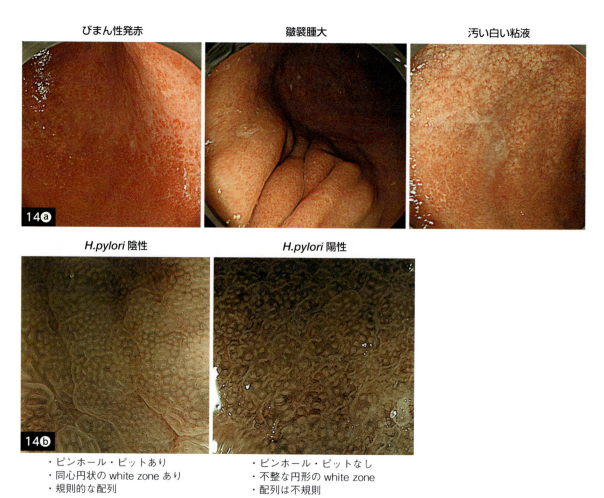

びまん性発赤　　　　　　　　皺襞腫大　　　　　　　　汚い白い粘液

14**ⓐ**

H.pylori 陰性　　　　　　　　　　*H.pylori* 陽性

14**ⓑ**

・ピンホール・ピットあり　　　　　　・ピンホール・ピットなし
・同心円状の white zone あり　　　　・不整な円形の white zone
・規則的な配列　　　　　　　　　　　・配列は不規則

Fig.14**ⓐ**　通常内視鏡で *H.pylori* 陽性と判定した 3 つの所見
　　14**ⓑ**　NBI 拡大内視鏡で *H.pylori* 陽性（右），陰性（左）を鑑別する所見

Table.3　通常内視鏡と NBI 拡大内視鏡での *H.pylori* の有無の正診率
・56 例で検討

	便中抗原	通常内視鏡	NBI 拡大内視鏡
ピロリ陽性と診断	33	26（79％の正診）	30（91％の正診）
ピロリ陰性と診断	23	12（52％の正診率）	19（83％の正診率）

るものを *H.pylori* 陽性所見とした（Fig.14**ⓑ**）．56 例の検討では *H.pylori* 陽性は 91％の正
診率，*H.pylori* 陰性は 83％の正診率であった（Table.3）．通常内視鏡観察に比べ *H.pylori*
陽性正診率，陰性正診率ともに勝っていたが，特に後者は通常内視鏡観察より優れていた．

　通常内視鏡観察とは異なり，NBI 拡大内視鏡観察では開口部の構造という客観的な指標
で *H.pylori* の有無を診断できることがこれらの正診率の違いに反映されていると考えている．

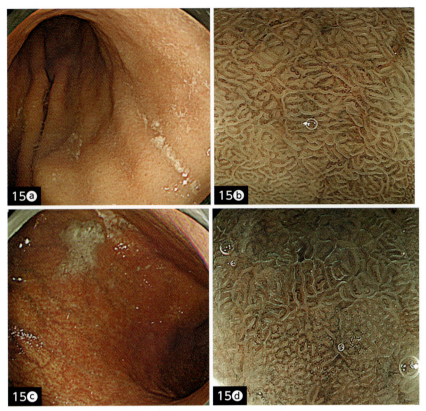

Fig.15ⓐ **皺襞の腫大から *H.pylori* 陽性と診断**
15ⓑ **NBI 拡大内視鏡像**
white zone からなる粘膜模様は整で，*H.pylori* は陰性と診断（誤診）．
15ⓒ **びまん性発赤陽性で *H.pylori* 陽性と診断．**
15ⓓ **NBI 拡大内視鏡像**
粘膜模様は不整であり，*H.pylori* は陽性と診断（誤診）．

Ⓑ 問題点

　前項で示した NBI 拡大内視鏡による *H.pylori* の有無の検討の際に，胃底腺粘膜が存在しない高度萎縮例では NBI 拡大内視鏡による誤診が多いことが判明した[5]．すなわち，円形の開口部を伴う典型的な胃底腺粘膜を有さない症例での誤診が際立っていた．以下に症例を呈示する．

症例 A

　皺襞の腫大から，通常内視鏡像では *H.pylori* 陽性と診断した（Fig.15ⓐ）．NBI 拡大内視鏡像では，円形開口部を呈した胃底腺粘膜を見つけ出すことができなかった．高度の萎縮を呈していると考えられた．胃体中部大彎の NBI 拡大像では white zone からなる粘膜模様である（Fig.15ⓑ）．これらのことから *H.pylori* は陰性と判断したが，便中抗原は陽性であった．

本文右端縦書き: *H.pylori* 陽性活動性胃炎と *H.pylori* 消失非活動性胃炎の内視鏡的鑑別点

1

Table.4　通常内視鏡と NBI 拡大内視鏡の *H.pylori* の有無の正診率（萎縮程度別）（n = 70）

	通常内視鏡	NBI 拡大内視鏡
軽度から中等度の萎縮性胃炎	62.9％（44/70）	92.9％（65/70）
高度の萎縮性胃炎	57.1％（4/7）	42.8％（3/7）
	$p = 0.532$	$p = 0.003$

症例 B

　　通常内視鏡像では，びまん性発赤陽性と考え *H.pylori* 陽性とした（Fig.15❸）．NBI 拡大内視鏡像では，円形開口部を呈した胃底腺粘膜を見つけ出すことができず，高度の萎縮を呈していると考えられた．胃体中部大彎の粘膜模様は不整であり（Fig.15❹），迷った末 *H.pylori* は陽性と判断した．便中抗原では陰性，尿素呼気試験でも 1.2‰であり，*H.pylori* は陰性であった．

　　このように典型的な円形開口部を伴った胃底腺粘膜部分が存在しないと，NBI 拡大内視鏡像から *H.pylori* の有無の診断は難しい．そこで症例を 70 例まで増やし，「円形開口部を伴う胃底腺粘膜を確認できた症例」を萎縮が軽度から中等度の症例，「円形開口部を伴う胃底腺粘膜を確認できない症例」を萎縮が高度な症例とし，2 群間で NBI 拡大内視鏡による *H.pylori* の有無の診断率を比較検討した．その結果，萎縮が軽度から中等度の症例では NBI 拡大内視鏡での正診率は 92.2％であったが，萎縮が高度の症例では同正診率は 42.3％と通常内視鏡観察以下の成績であった（Table.4）．この結果からも，NBI 拡大内視鏡観察による *H.pylori* 有無の判定は，胃底腺粘膜で行うことが必須と言える．

Column 3　拡大内視鏡を用いた *H.pylori*-status 診断の有用性

　　筆者（八木）は，1999 年に Q240Z を用いて慢性胃炎を拡大観察し始めてから，除菌前後の胃粘膜の変化も観察してきた．そして，除菌により *H.pylori* が消失すると，胃底腺粘膜の開口部がピンホール状になることに気付いた．さらに毎年観察していくと，そのピンホール・ピットは徐々に密となり，未感染胃の胃底腺に近づいていく症例もあることを知った．

　　以前に，ある著名な先生から"*H.pylori* が生息している場合，胃底腺粘膜の腺窩に必ず存在している"ということを聞いたことがある．*H.pylori* にとって大切な洞窟のような存在とか．胃底腺粘膜の腺開口部が最も繊細で，感度が高く，*H.pylori* 感染により変化する部分なのである．そのため，その腺開口部を拡大観察

することで *H.pylori*-status は診断できるのである．

　　1999 年から多くの患者の *H.pylori*-status を拡大内視鏡で診断してきた．未感染胃には RAC 診断があるので通常内視鏡でも診断できたが，現感染か既感染かの診断には拡大内視鏡を用いる必要があった．除菌直後は成功の診断であったが，数年後に *H.pylori* が再燃した症例を何例も拡大内視鏡観察で拾い上げた．除菌治療希望で当院に来た患者が，実は他院ですでに除菌治療を受けていたことを拡大内視鏡で見破ったこともあった．胃底腺領域を拡大観察するだけで，瞬時に診断できる魔法のような診断法である．

　　内視鏡観察中に *H.pylori*-status を知る究極の方法であり，ぜひマスターしていただきたい．

第2章 除菌後発見胃癌の内視鏡像と組織像

除菌後に発見された胃癌は，一般的には「除菌後胃癌」とよばれている．しかし厳密には，「除菌後に発見された胃癌」には「除菌後に発生した胃癌」と「除菌前に発生していても，その発見が除菌後であった胃癌」の2つがある．Harumaらの報告では粘膜内癌の doubling time（倍加時間）は約16.6か月であり[22]，癌細胞の発生から内視鏡的に視認可能な径10 mm の胃癌に発育するまでに要する時間は10年以上と推測されている[23]．除菌が保険適用となってまだ15年程度しか経っておらず，現在発見されている「除菌後胃癌」は長くても除菌後10数年以内に発見されているにすぎない．このことを考慮すると，われわれは除菌後に癌細胞が発生した胃癌という意味ではなく，除菌後に発見された胃癌という意味を強調するために"除菌後発見胃癌"という言葉を使用する[24]．また，除菌後発見胃癌は除菌して1年以上経過してから発見された胃癌とした[25]．

1 除菌後発見胃癌の概念─歴史とその内視鏡的特徴

除菌により，胃の上皮性腫瘍（癌と腺腫）の形態が変化することは，Ito らによって初めて報告された[23]．隆起型癌ではその丈が低くなること，癌と周囲粘膜との境界が不鮮明になること，組織学的に癌の上に非癌上皮が覆ってくることなどが報告されている．

また Kobayashi らは，除菌後の胃癌と除菌未施行の胃癌の拡大像を比較して，除菌後症例は胃炎様の拡大像を示すことが多いこと，その原因は組織学的に，癌が表層で高度に細胞分化しているためと報告している[26]．

Saka らも，除菌後1年以上経過して発見された胃癌（除菌群）と除菌未施行胃癌（非除菌群）の内視鏡像と組織像との比較から，除菌群には癌と周囲粘膜との境界が不明瞭な胃炎様病変や，癌領域自体が胃炎様に見えるものが多く，表層は非癌上皮で覆われている確率が非除菌群より有意に高いことを報告している[25]（Table.1）．

これらの報告で共通していることは，除菌成功後胃癌は，除菌未施行胃癌に比べ，癌の範囲診断が難しい，ということである．

ここで除菌後発見胃癌の中で，通常内視鏡で胃炎様に見える癌と NBI 拡大内視鏡像で

Table.1　胃炎様所見の除菌症例と非除菌症例での頻度の比較（文献25からの引用）

	除菌症例（n＝24）	非除菌症例（n＝47）	p 値
通常内視鏡観察で胃炎様に見える	37.5％（9/24）	14.9％（7/47）	0.031
NBI 拡大内視鏡で癌の辺縁が胃炎様に見える	41.7％（10/24）	4.3％（2/47）	<0.001
NBI 拡大内視鏡で癌領域が胃炎様に見える	54.2％（13/24）	4.3％（2/47）	<0.001

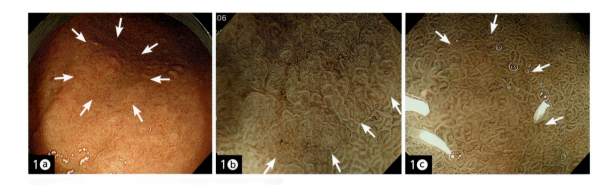

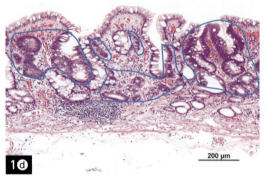

Fig.1❶　**体中部大彎後壁の病変**　癌は白矢印に囲まれた部分であるが，通常内視鏡では範囲は視認できない.

　　1❷　**Fig.1❶の口側の NBI 拡大内視鏡像**　白矢印が癌.

　　1❸　**Fig.1❶の肛門側の NBI 拡大内視鏡像**　白矢印が癌.

　　1❹　**Fig.1❸の組織像**　青線内は癌腺管.

　　周囲類似の胃炎様に見える癌の典型例を示す.

Ⓐ 通常内視鏡で胃炎様に見える癌

　　除菌 7 年目の症例. 胃体中部大彎後壁の発赤部位を生検して，Group 5（tub1）の診断となった. しかし，癌と周囲粘膜との境界が不鮮明であり，当科紹介となった. NBI 拡大観察で，癌の範囲は Fig.1❶の白矢印の範囲と判明したが，通常内視鏡観察のみでは中心部の発赤以外は胃炎にしか見えない（Fig.1❶）. NBI 拡大観察により癌の進展範囲が比較的わかりやすい部位もあるが（Fig.1❷，白矢印），周囲の胃炎との区別が難しい部位もある（Fig.1❸，白矢印）. 組織学的には，癌部表層には非癌上皮が出現し，癌腺管とモザイク状構造を形成していた（Fig.1❹）.

Ⓑ NBI 拡大内視鏡像で周囲類似の胃炎様に見える癌

　　除菌後 5 年目の症例. 胃体下部大彎にわずかな隆起と色調の違いで病変としては認識できる（Fig.2❶, ❷，白矢印）. しかし NBI にすると，粘膜模様が周囲背景粘膜にきわめて類似しており，胃炎と誤認してしまう（Fig.2❸，白矢印）. フルズームにより white zone の形状不均一や，方向性不同，不鮮明化で腫瘍が疑われるが，一見すると胃炎様にしかみえない（Fig.2❹）.

　　組織学的には，表層の大部分は癌上皮で被覆されているが（Fig.2❺），非癌腺管が表層近くまで伸長し，一部で表層にも露出している像が散見される（Fig.2❻）.

　　Saka らは，除菌後発見胃癌が胃炎様内視鏡像を呈する組織学的理由として，表層を非

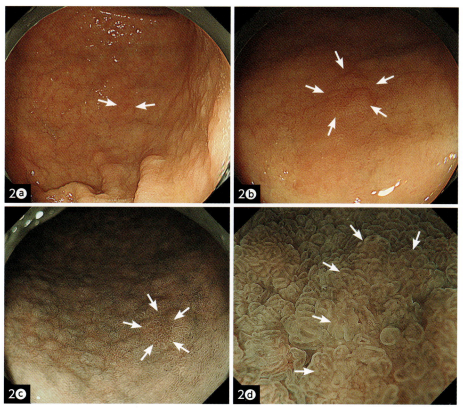

Fig.2ⓐ **体下部大彎の病変** 白矢印の隆起で視認できる.
　　2ⓑ 近接すると，白矢印で囲まれたところとさらに鮮明に視認できる.
　　2ⓒ **NBI による観察** 病変は白矢印.
　　2ⓓ **NBI 拡大内視鏡像** 白矢印が癌.

Column 4　　**除菌治療を行う利点と留意点**

　本書では，「除菌後発見胃癌が胃炎様に見える」ことに加え，「範囲診断が困難な症例が多い」ことの2点を指摘した. しかし，除菌は躊躇すべきものとは考えていない. むしろ，さらに進めるべきことと考えている. 除菌によって汚い粘液は消失し，びまん性発赤も皺襞の腫大も消褪し，内視鏡観察は活動期に比べると容易になる. そして，消化性潰瘍の発生は著しく抑制される.

　除菌保険適用前の消化性潰瘍治療は大変であった. 維持療法を続けなければ必ず再発するのである. 自己中断した患者が吐血して救急車で運ばれてくるのは日常茶飯事であった. 除菌によって「既感染者＝慢性非活動性胃炎症例」が増加することは歓迎すべきことである. ただし注意すべきは，既感染者からも胃癌が発生すること，そしてそれが今まで経験した胃癌とは少々異なる点があることだ. しかし除菌後発見胃癌の

特徴は，もともと胃癌に備わった特徴であり，除菌後発見胃癌ではその特徴が著しく強調されて現れてくるだけだと筆者らは考えている.

　除菌に対しての筆者らの考えをここで述べる. *H.pylori* を容易に除菌できる術をわれわれは手にいれた. そして今，1人の同胞の胃に癌を発生させた *H.pylori* を，未来を託す子供たちが感染する前に，消滅させようと考えることは当然のことである. ただ除菌後に発生するかもしれない胃癌に対しての対策は当然行っておくべきである. それは除菌後発見胃癌の診断を完璧にしておくことである. この15年ほどの間に出現したこれまでとは内視鏡像の異なる胃癌を診断し，刈り取っていくことは *H.pylori* を発見し，除菌という素晴らしい治療法を手に入れたわれわれが行うべき大切なミッションと筆者らは考えている.

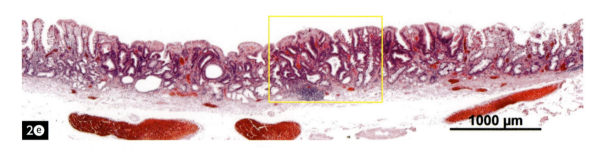

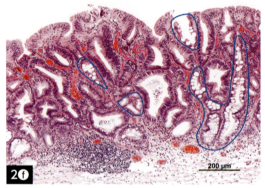

Fig.2e　組織像（弱拡大）

2f　Fig.2eの黄色枠の強拡大像　青線内は非癌腺管.

Table.2　表層を覆う非癌上皮の除菌症例と非除菌症例での割合の違い（文献 25 からの引用）

表層を覆う非癌上皮の割合	除菌症例（n＝24）	非除菌症例（n＝47）	p 値
癌領域の ≦10％以下の面積	33.3％（8/24）	93.6％（44/47）	<0.001
癌領域で >10％および ≦50％の面積	54.2％（12/24）	6.4％（3/47）	<0.001
癌領域で >50％の面積	12.5％（3/24）	0％（0/47）	0.013

Table.3　除菌症例における内視鏡像と組織学的特徴の比較（文献 25 からの引用）

表層を覆う非癌上皮の割合	A（n＝9）	B（n＝10）	C（n＝13）	A, B, C のいずれもない癌（n＝8）
癌領域の ≦10％以下の面積	0％（0/9）	0％（0/10）	7.7％（1/13）	87.5％（7/8）
癌領域で >10％および ≦50％の面積	77.8％（7/9）	70.0％（7/10）	69.2％（9/13）	12.5％（1/8）
癌領域で >50％の面積	22.2％（2/9）	30.0％（3/10）	23.1％（3/13）	0（0/8）

A, B および C を示す癌は A, B, C のいずれもない癌に比べて優位に癌領域で >10％の面積で非癌が覆う割合が高い（p<0.001）
A：通常内視鏡観察で胃炎様に見える
B：NBI 拡大内視鏡で癌の辺縁が胃炎様に見える
C：NBI 拡大内視鏡で癌領域が胃炎様に見える

　　　　癌上皮が覆う現象に注目してその頻度を検討した結果，除菌症例は非除菌症例に比べ明らかに高頻度であることを報告している（Table.2）[25]．さらに，除菌後発見胃癌でも胃炎様に見えない胃癌は，非癌上皮が表層を覆う割合が低いことを報告している（Table.3）[25]．
　　本書では，除菌後発見胃癌が胃炎様内視鏡像を呈する組織学的理由を，①表層で癌上皮と非癌上皮とがモザイク状に混在する現象[24, 25]，②粘膜深部に存在する非癌腺管が表層近くまで伸長する現象[25]，③非癌上皮が癌の上を完全に覆い，癌は上皮下を進展する現

象[27]，の３つに分け，それぞれについて解説する．

2 癌上皮と非癌上皮のモザイク現象

　通常内視鏡観察で癌の領域が不鮮明な部分や，NBI 拡大内視鏡観察で胃炎類似拡大像を示す部分では，組織学的に，癌腺管と非癌腺管とが入り混じりモザイク状になっていることがある．これを筆者らはモザイク現象とよんでいる．窩間部は非癌で腺窩が癌，または表層は一部が非癌で，その上皮下に癌腺管というようにモザイク状なのが特徴である．

症例 A

　除菌後３年目．胃体中部小彎のわずかな隆起からなる 0-Ⅱa＋Ⅱb 症例（Fig.3ⓐ）．病変の口側はⅡbで，拡大像も胃炎様であり範囲診断は慎重を要した．小彎中心部で背景粘膜はLBC を伴った管状模様であったが，癌部は white zone からなる模様に多彩さを伴っており，形状不均一も認め，範囲診断は可能であった（Fig.3ⓑ，白矢印の下が癌）．この部位の組織像では，表層は癌と非癌上皮とがモザイク状に被覆していた（Fig.3ⓒ，青点線部分の表層は非癌上皮）．後壁側に拡大観察を移動し，同様に範囲診断を行った（Fig.3ⓓ，白矢印の下が癌）．この部分の組織像も同様であった（Fig.3ⓔ，青点線部分の表層は非癌上皮）．

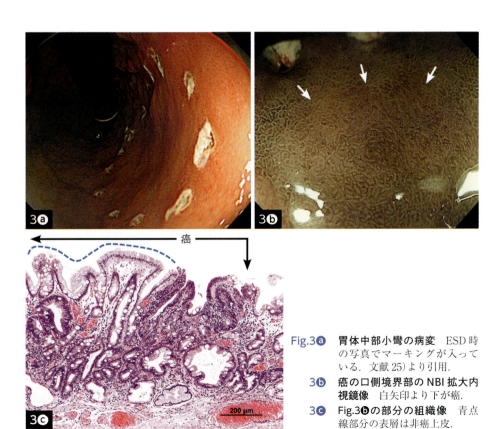

Fig.3ⓐ　**胃体中部小彎の病変**　ESD 時の写真でマーキングが入っている．文献 25）より引用．

　　 ⓑ　**癌の口側境界部の NBI 拡大内視鏡像**　白矢印より下が癌．

　　 ⓒ　**Fig.3ⓑの部分の組織像**　青点線部分の表層は非癌上皮．

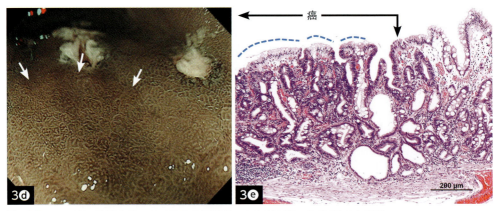

Fig.3ⓓ　Fig.3ⓑの後壁よりの NBI 拡大内視鏡像　白矢印が癌．文献 25）より引用．
　　 ⓔ　Fig.3ⓓの組織像　青点線部分の表層は非癌上皮．

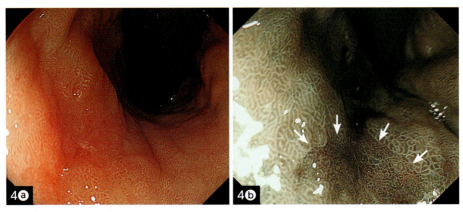

Fig.4ⓐ　胃体下部小彎の病変
　　 ⓑ　癌の口側の NBI 拡大内視鏡像（弱拡大）　白矢印が癌．

症例 B

　除菌後 5 年目．胃体下部小彎の発赤陥凹からの生検で Group 5（tub1）の診断で当院に紹介された．病変は容易に指摘でき 0-Ⅱc と診断した（**Fig.4ⓐ**）．癌部口側は，white zone 模様は胃炎様であるが，背景粘膜とは明らかに模様が異なり，範囲診断は容易であった（**Fig.4ⓑ**，**ⓒ**，白矢印より下が癌）．前壁側も周囲とは明らかに粘膜模様が異なり，癌と非癌の境界は明瞭であった．また，生検による瘢痕像も確認できた（**Fig.4ⓓ**，白矢印の右上が癌．黄色矢印が生検瘢痕）．肛門側は，white zone による模様は形状不均一と方向性不同を伴い，癌と非癌との境界は明瞭であった（**Fig.4ⓔ**，白矢印の上が癌）．しかし，後壁口側は，背景粘膜とは異なるが胃炎にきわめて類似しており（**Fig.4ⓕ**，白矢印の左が癌），さらに内部では，背景粘膜の胃炎と同様の模様が観察された（**Fig.4ⓕ**，黄色矢印）．同部の組織像を示す（**Fig.4ⓖ**）．拡大倍率を上げると，表層で非癌上皮と癌上皮とがモザイクをなすように出現しているのが観察できる（**Fig.4ⓗ**，青点線部分の表層は非癌上皮）．後壁の肛門側に観察を移動すると，背景粘膜とは模様が異なり癌との境界は追えるが，癌部は胃炎様であり，初心者には診断が困難と思われる拡大像が続く（**Fig.4ⓘ**，白矢印の左下が癌）．同部の組織像を示す（**Fig.4ⓙ**）．拡大倍率を上げると，非癌上皮と癌上皮とのモザイク現象が確認できる（**Fig.4ⓚ**，青点線部分の表層は非癌上皮）．

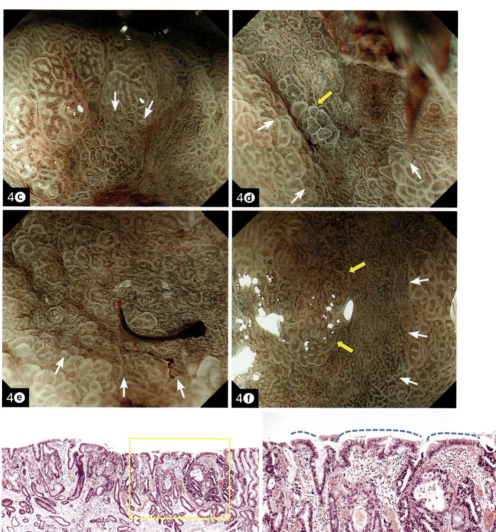

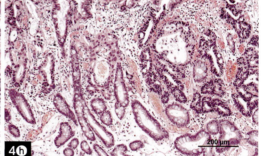

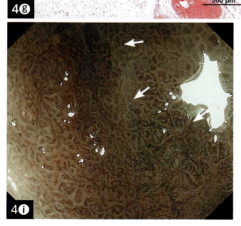

Fig.4**c** Fig.4**b**の中拡大像　白矢印が癌.

　　4**d** 癌の前壁側の NBI 拡大内視鏡像　癌は白矢印. 黄色矢印は生検瘢痕像.

　　4**e** 癌の肛門側の NBI 拡大内視鏡像　白矢印が癌.

　　4**f** 癌の後壁口側の NBI 拡大内視鏡像　白矢印が癌. 黄色矢印は背景の胃炎にきわめて類似している.

　　4**g** Fig.4**f**の組織像（弱拡大）

　　4**h** Fig.4**g**の黄色枠の強拡大像　青点線部分の表層は非癌上皮.

　　4**i** 後壁肛門側の NBI 拡大内視鏡像　白矢印が癌.

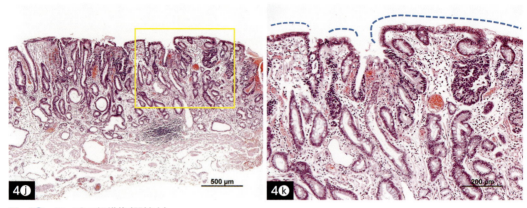

Fig.4❶　Fig.4❶の組織像（弱拡大）
　4❸　Fig.4❶の黄色枠の強拡大像　青点線部分の表層は非癌上皮.

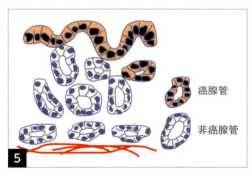

癌腺管

非癌腺管

Fig.5　非癌腺管伸長現象の組織像シェーマ

3　非癌腺管の伸長現象

　通常内視鏡像やNBI拡大内視鏡像で癌らしさに乏しく，胃炎様に見える病変では，組織学的に非癌腺管が表層近くまで伸長し，癌上皮が表層のみを覆うように存在していると解釈せざるをえない現象がある（Fig.5）.

　このような場合，表層の癌上皮は非癌腺管の構造をなぞっている形になる. その結果，病変表層からの観察では癌部粘膜は胃炎にきわめて類似したものになるのではないか，と筆者らは考えている.

症例A

　除菌1年目. 胃体中部小彎にわずかな凹凸と色調変化を認めたが，胃癌とは認識できず領域も視認できなかった（Fig.6ⓐ）. しかしNBI拡大内視鏡観察を行うと，癌の存在が指摘できた（Fig.6ⓑ，黄色矢印より右上が癌）. しかし弱拡大観察では，癌部は胃炎のようでもある（Fig.6ⓒ，黄色矢印より右側が癌）. 通常内視鏡では癌の範囲を視認するのは全く不可能であり，NBI拡大で範囲を追った. 後壁側では，周囲背景粘膜と粘膜模様が異なることより癌の領域を視認できた（Fig.6ⓓ，黄色矢印より右上が癌）. その部位の拡大を上げて観察するとwhite zoneの形状不均一，方向性不同，一部不鮮明化と血管の走行異常より癌としての領域が比較的鮮明に視認できた（Fig.6ⓔ，黄色矢印より上が癌）. 後壁部分のESD標本の組織を呈示する（Fig.6ⓕ）. 粘膜表層1/3は癌腺管であるが，深部2/3は非癌腺管からなっている（Fig.6ⓖ，青線から深層および青線内は非癌腺管）.

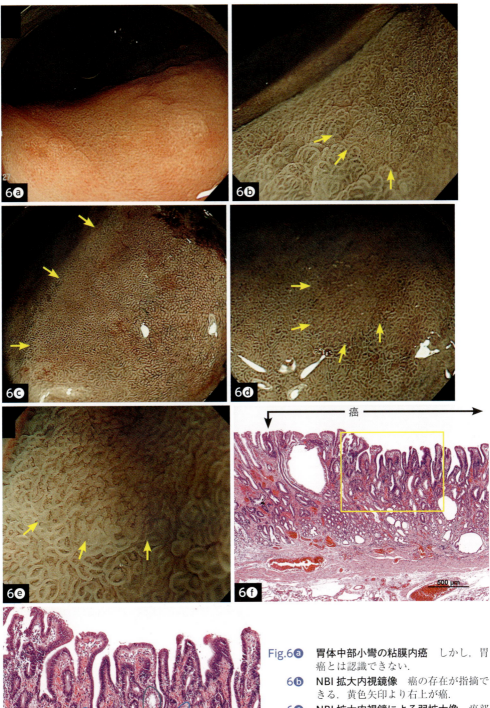

Fig.6ⓐ **胃体中部小彎の粘膜内癌** しかし，胃癌とは認識できない.

6ⓑ **NBI 拡大内視鏡像** 癌の存在が指摘できる. 黄色矢印より右上が癌.

6ⓒ **NBI 拡大内視鏡による弱拡大像** 癌部も胃炎のように見える. 黄色矢印が癌.

6ⓓ **後壁側の癌の境界** 黄色矢印が癌.

6ⓔ **Fig.6ⓓの強拡大像** 黄色矢印が癌.

6ⓕ **Fig.6ⓔの ESD 標本組織像**（弱拡）

6ⓖ **Fig.6ⓕの黄色枠の強拡大像**
青線から深層および青線内は非癌腺管.

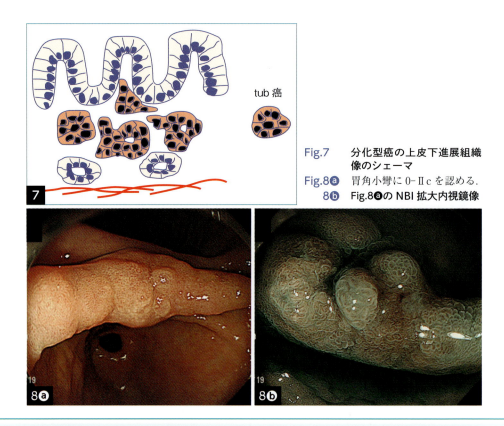

Fig.7　分化型癌の上皮下進展組織像のシェーマ
Fig.8ⓐ　胃角小彎に 0-Ⅱc を認める.
8ⓑ　Fig.8ⓐの NBI 拡大内視鏡像

4　分化型癌の上皮下進展

Ⓐ　分化型癌の上皮下進展とは何か

　　分化型胃癌の中にも, 未分化型胃癌のように, 表層は非癌上皮で覆われ, その下を癌が進展しているものがある(Fig.7). 筆者らは, こうした癌の範囲診断はきわめて慎重に行う必要があることを指摘してきた[28].

症例 A

　　近医より胃角小彎の 0-Ⅱc の診断〔生検で Group 5(tub2)〕で紹介された. 胃角小彎に 0-Ⅱc を認め(Fig.8ⓐ), NBI 拡大内視鏡でも癌と診断できる像(Fig.8ⓑ)であった. 周囲に随伴Ⅱb の存在がないかを観察するが, はっきりとはしない(Fig.8ⓒ). しかしインジゴカルミン撒布で, 前壁に胃小区が粗大化した変化が観察された(Fig.8ⓓ, 黄色矢印). 非癌上皮下に癌が進展するとその非癌上皮の窩間部は広がり, 胃小区も粗大化する傾向がある. この像はその可能性があり, NBI 拡大内視鏡観察でも窩間部の拡大化を認めた(Fig.8ⓔ, 白矢印). インジゴカルミンを洗浄して NBI 拡大観察を行うと, 形状不均一と方向性不同を伴った粗大化した窩間部からなる模様を認めた(Fig.8ⓕ, 白矢印). 癌は同部まで進展していると診断した. 同部の ESD 標本組織像から, 粘膜表層は非癌上皮に覆われ, 上皮下を中分化管状腺癌が水平方向に広く進展していることが判明された(Fig.8ⓖ, ⓗ).
　　この症例には除菌の既往歴はなかった. しかし, ESD 時の撮影写真に胃体部の "色調逆転現象" が写っていることから(Fig.8ⓘ, 黄色矢印), H.pylori 既感染で ESD 時には H.pylori が陰性化していたと推測される.

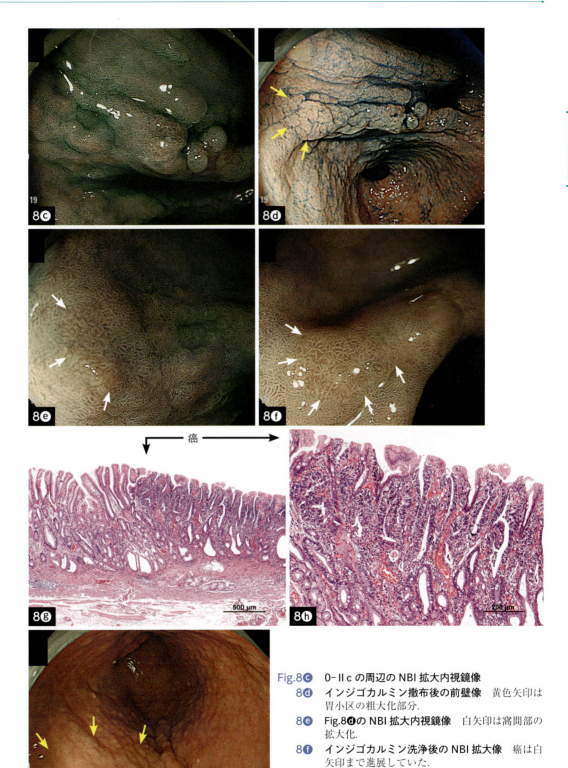

癌

Fig.8ⓒ 0-Ⅱcの周辺のNBI拡大内視鏡像
8ⓓ インジゴカルミン撒布後の前壁像　黄色矢印は胃小区の粗大化部分.
8ⓔ Fig.8ⓓのNBI拡大内視鏡像　白矢印は窩間部の拡大化.
8ⓕ インジゴカルミン洗浄後のNBI拡大像　癌は白矢印まで進展していた.
8ⓖ Fig.8ⓕの組織像（弱拡大）
8ⓗ Fig.8ⓕの組織像（強拡大）
8ⓘ ESD時の体部内視鏡像　黄色矢印は色調逆転現象.

Table.4　筆者（八木）の施設での上皮下進展分化型胃癌 16 例の除菌既往と *H.pylori*-status

上皮下進展分化型胃癌				
ESD 日時	組織型	除菌時期	ESD 後の便中抗原	内視鏡判定
① 2009 年 3 月	tub2		陰性	陰性：色調逆転現象
② 2010 年 1 月	tub2			陰性：色調逆転現象
③ 2010 年 3 月	tub2			陽性
④ 2010 年 3 月	tub2			陰性：色調逆転現象
⑤ 2010 年 4 月	tub2	除菌後 7 年		
⑥ 2011 年 11 月	tub1	除菌後 5 年		
⑦ 2012 年 5 月	tub2			陽性
⑧ 2012 年 5 月	tub1			陰性：色調逆転現象
⑨ 2012 年 6 月	tub1		陰性	陰性：色調逆転現象
⑩ 2012 年 7 月	tub1	除菌後 3 年		
⑪ 2013 年 9 月	tub2	除菌後 6 年		
⑫ 2013 年 11 月	tub2	除菌後 5 年		
⑬ 2014 年 4 月	tub1		陽性	
⑭ 2014 年 4 月	tub2	除菌後 1 年		
⑮ 2014 年 12 月	tub2	除菌後 11 年		
⑯ 2015 年 1 月	tub2	除菌後 2 年		

B 分化型癌の上皮下進展症例

　筆者（八木）の施設では，これまで 16 例の上皮下進展をきたした分化型胃癌を経験している．16 例中 8 例は除菌後症例であった．残りの 8 例は，ESD 前に *H.pylori* の検索はされていなかった．しかし，前項で提示した症例のように"色調逆転現象"が内視鏡写真で確認されている症例が 5 例存在した（Table.4）．それらが *H.pylori* 既感染の陰性化症例と考えると，16 例中 13 例（81％）が *H.pylori* 陰性化例ということになる．このタイプの癌も *H.pylori* 陰性化に深くかかわっていると考えられる．

C 上皮下進展分化型胃癌の症例呈示 ....

症例 A

　7年前に除菌. その後, 年1回の内視鏡検査で胃体中部小彎に陥凹病変を認めた（**Fig.9ⓐ**）. 病変の周囲は, 円形の開口部を有した粘膜で胃底腺粘膜であることがわかる（**Fig.9ⓑ**）. 陥凹部の拡大では円形や棒状の white zone が観察でき, 密度は高く, その配列や形状は不均一であり（**Fig.9ⓒ**）, 円筒状の癌腺管からなる高分化管状腺癌が疑われた. 生検で Group 5（tub1）の診断となった. 背景は胃底腺粘膜からなっていることが拡大内視鏡所見からわかるが, 陥凹部の周囲は管状模様となっており, 胃底腺が消失している所見である（**Fig.9ⓓ**, 白矢印に囲まれた部位は胃底腺が消失している）. 陥凹部が癌であることより, 固有腺部分に癌が進展して胃底腺が消失していると考えられ, **Fig.9ⓓ**の白矢印では癌が上皮下進展していると診断すべきである. ESD が行われた.

　Fig.9ⓔの白点線の部分の組織像を示す. 前壁側には, 癌が胃底腺を置換するように上皮下に進展しており, 陥凹部は癌が粘膜表層に露呈していた（**Fig.9ⓕ**, 青線内は癌. 黒矢印は内腔に露呈した癌）. 後壁側も, 癌は胃底腺を置換するように上皮下に進展していた（**Fig.9ⓖ**, 青線内は癌. 黒矢印は内腔に露呈した癌）. B の組織像（**Fig.9ⓗ**）, C の組織像（**Fig.9ⓘ**）, F の組織像（**Fig.9ⓙ**）を呈示した（青線内は非腫瘍性上皮下に進展した癌腺管）.

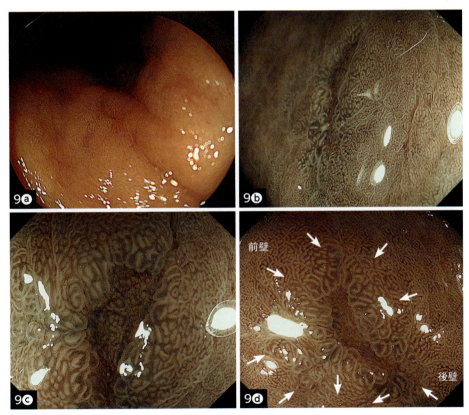

Fig.9ⓐ　胃体中部小彎の陥凹性病変
　　9ⓑ　病変とその周囲の NBI 弱拡大内視鏡像
　　9ⓒ　陥凹部の NBI 拡大内視鏡像
　　9ⓓ　病変とその周囲の NBI 弱拡大内視鏡像　白矢印は胃底腺が消失している.

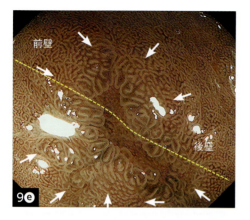

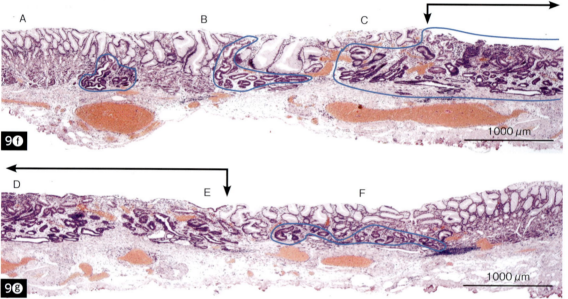

Fig.9❷　黄色点線の部分が組織像の割線
　9❸　Fig.9❷の割線（黄色点線）の前壁側の組織像　青線内は癌．黒矢印は内腔に露呈した癌．
　9❹　Fig.9❷の割線（黄色点線）の後壁側の組織像　青線内は癌．黒矢印は内腔に露呈した癌．

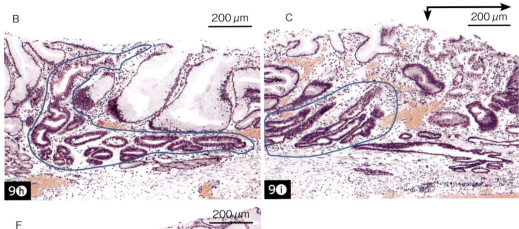

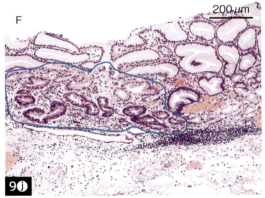

Fig.9ⓗ　Fig.9❶の B の強拡大像　青線内は非腫瘍性
上皮下に進展した癌腺管.

9ⓘ　Fig.9❶の C の強拡大像　青線内は非腫瘍性
上皮下に進展した癌腺管.

9ⓙ　Fig.9❽の F の強拡大像　青線内は非腫瘍性
上皮下に進展した癌腺管.

---

5 除菌後発見胃癌のハイリスク内視鏡所見は何か？

Ⓐ 除菌後症例の木村・竹本分類

　　除菌後症例の中には，胃癌が 10 数年経過しても発生しない症例がある一方，数年ごと
に新しい胃癌が発生する症例がある．胃癌発生のハイリスクか否かの判断が可能な内視鏡
所見があれば，日常臨床で非常に有用である．萎縮と腸上皮化生が胃体部に広がっている
症例がハイリスクであろうことは推測できる．

　　それならば，木村・竹本分類で胃体部に萎縮が広がっている症例をハイリスクとすれば
よいのであろうか．除菌後の症例では，木村・竹本分類の萎縮と組織学的萎縮が合わない
ことも多い．

1）木村・竹本分類の萎縮と組織学的萎縮の乖離

　　筆者らは NBI 拡大内視鏡の胃炎診断，すなわち萎縮の程度や腸上皮化生の有無は組織
像にきわめて近いことを報告している[29]．そこで除菌後症例を用いて木村・竹本分類で萎
縮の有無，すなわち胃体小彎の胃底腺の有無を判定してから，組織診断の代わりに NBI
拡大内視鏡で胃底腺の有無を確認し，その乖離を調べる検討を行った[30]．観察部位は胃体
下部小彎である．その結果，51 例中 24 例で木村・竹本分類の萎縮診断と NBI 拡大内視鏡
の萎縮診断とが乖離していた．それらの症例を示す．

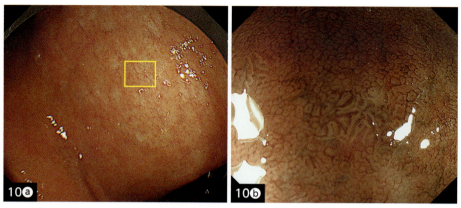

Fig.10ⓐ　胃体下部から中部小彎の通常内視鏡像
　　　10ⓑ　Fig.10ⓐの黄色枠の NBI 拡大像

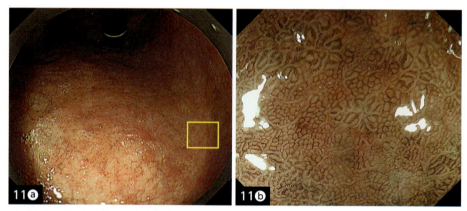

Fig.11ⓐ　胃体部小彎の通常内視鏡像
　　　11ⓑ　Fig.11ⓐの黄色枠の NBI 拡大像

症例 A

　胃体下部小彎は褪色調であり，樹枝状血管もわずかに観察され，木村・竹本分類では萎縮とする所見である（**Fig.10ⓐ**）．その部位を NBI 拡大内視鏡で観察すると，ほぼ胃底腺粘膜であることがわかる（**Fig.10ⓑ**）．

症例 B

　胃体部小彎は広く褪色調であり，樹枝状血管も観察され，木村・竹本分類では萎縮とする所見である（**Fig.11ⓐ**）．しかし，胃体下部小彎を観察すると，胃底腺粘膜（萎縮の拡大像も一部混在）が広がっていることが判明した（**Fig.11ⓑ**）．

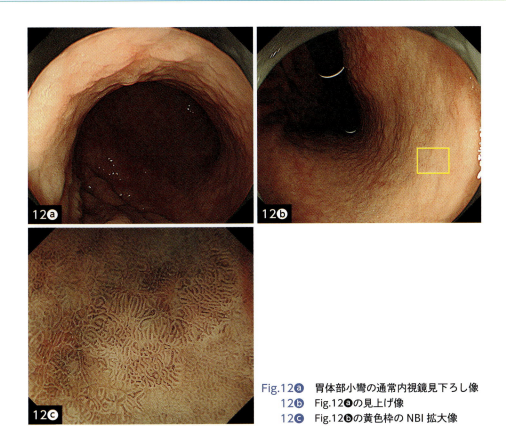

Fig.12ⓐ 　胃体部小彎の通常内視鏡見下ろし像
　　12ⓑ 　Fig.12ⓐの見上げ像
　　12ⓒ 　Fig.12ⓑの黄色枠の NBI 拡大像

症例 C

　胃体部小彎は褪色調だが，樹枝状血管は観察されず，木村・竹本分類では萎縮と判定しない粘膜像である（Fig.12ⓐ, ⓑ）．しかし，NBI 拡大内視鏡観察をすると管状模様で，A-B 分類で A-1 に属する粘膜模様である．すなわち，胃底腺は消失した萎縮粘膜であることがわかる（Fig.12ⓒ）．さらに，LBC（light blue crest）も認めることから，腸上皮化生が混じていることもわかる（Fig.12ⓒ）．

　以上のように，除菌後症例では木村・竹本分類からの萎縮の広がりの判定は不可能であり，除菌後胃癌のリスク判定には使えないと考えられる．

B 色調逆転現象と除菌後発見胃癌の関係 ·····························

1）色調逆転現象の組織学的意義

　色調逆転現象（Fig.13ⓐ）の萎縮側の発赤部位（Fig.13ⓐ，黄色枠）を NBI 拡大内視鏡観察すると，LBC を伴い腸上皮化生であることがわかる（Fig.13ⓑ）．前述したように，色調逆転現象の発赤部位は，『胃炎の京都分類』[20]では「地図状発赤」とよばれている部分に相当する．胃体部に腸上皮化生が広がっている症例に除菌を施行すると，残存した胃底腺粘膜から発赤は消失し，腸上皮化生部分が相対的に発赤調に見える．そのために色調逆転現象が観察できるのではないか，すなわち，除菌後に色調逆転現象を生ずる胃は，胃体部に腸上皮化生が広がった胃癌リスクの高い胃である可能性があると推測した．そこで 2015 年 10

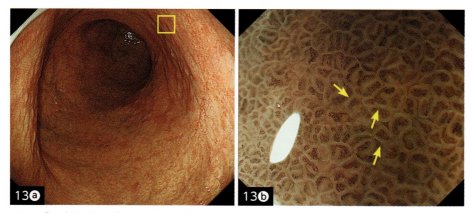

Fig.13 **ⓐ**　色調逆転現象の通常内視鏡像
　　　 ⓑ　Fig.13 **ⓐ** の黄色枠の NBI 拡大像　黄色矢印が LBC.

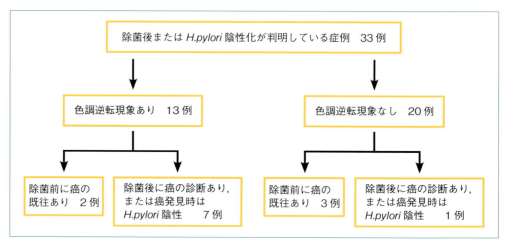

Fig.14　除菌後または *H.pylori* 陰性化が判明している症例の色調逆転現象の有無と胃癌の既往の検討

月から以下に述べる検討を行った.

2) 除菌後または自然除菌後症例の色調逆転現象と胃癌の関係の検討

　　除菌症例および *H.pylori* が消失していることが，以前から明らかになっている症例の色調逆転現象の有無と，胃癌の有無を検討した．胃癌は①除菌前の胃癌，②除菌後の胃癌，③除菌の既往はないが，発見時には *H.pylori* 陰性であった胃癌に分けた．1 か月間で 33 例を観察した（Fig.14）．33 例中 13 例に色調逆転を認め，13 例中 8 例には癌が存在していた（Fig.14）．8 例中 7 例は除菌施行例，もしくは発見時 *H.pylori* 陰性例であった．そのうちの 2 例では本検討中に癌が発見された．

　　一方，33 例中 20 例には色調逆転はなく，20 例中 4 例に癌が存在した．そのうちの 1 例が発見時 *H.pylori* 陰性の胃癌であった.

　　このように色調逆転症例に胃癌は多い．特に除菌施行後に見つかった除菌後発見胃癌が集積する傾向があった．これは予想していた結果であった．驚くべきことは，この検討中に 2 例の除菌後発見胃癌を発見したことである．2 例とも色調逆転陽性症例である．その 2 例を紹介する.

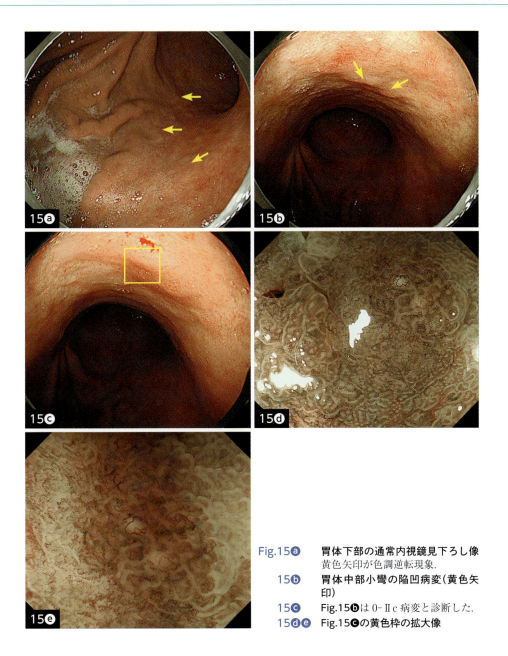

Fig.15ⓐ 　**胃体下部の通常内視鏡見下ろし像**
　　　　 黄色矢印が色調逆転現象.
　　15ⓑ 　**胃体中部小彎の陥凹病変（黄色矢印）**
　　15ⓒ 　Fig.15ⓑは 0-Ⅱc 病変と診断した.
　　15ⓓⓔ 　Fig.15ⓒの黄色枠の拡大像

症例 A

　過去に，胃癌で ESD を行っている．その時点で UBT と便中抗原で *H.pylori* 陰性化は確認されていた．近医で，以前除菌を受けていたようだが，高齢であり詳細は不明であった.
　経過観察の内視鏡検査を行い，胃体部に色調逆転現象が確認された（Fig.15ⓐ，黄色矢印が色調逆転所見）．胃体中部小彎に陥凹病変を認めた（Fig.15ⓑ，黄色矢印）．0-Ⅱc 病変と認識して（Fig.15ⓒ，黄色枠は拡大部位），NBI 拡大観察を行った（Fig.15ⓓ, ⓔ）．癌の境界は不鮮明であったが不整な血管像，white zone の不鮮明化，WGA（white globe appearance）[31]から分化型癌と診断し生検を行った．Group 5（Tub1）の診断であった.

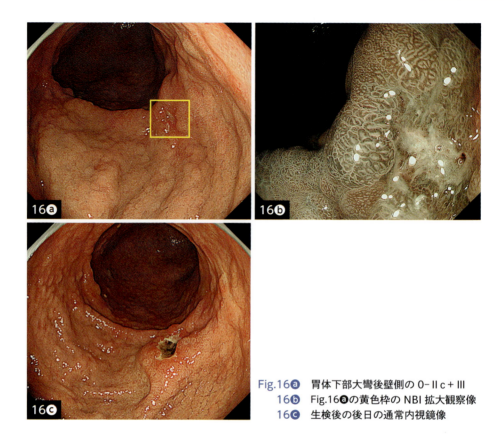

Fig.16ⓐ 　胃体下部大彎後壁側の 0−Ⅱc＋Ⅲ
　16ⓑ 　Fig.16ⓐの黄色枠の NBI 拡大観察像
　16ⓒ 　生検後の後日の通常内視鏡像

症例 B

　数年前に胃癌で ESD が行われた．今回の内視鏡検査で，色調逆転現象を認める胃粘膜の中間帯の部分に，0-Ⅱc＋Ⅲ病変が指摘された（Fig.16ⓐ，黄色枠は Fig.16ⓑの NBI 拡大観察部位）．NBI 拡大観察では胃底腺粘膜と萎縮粘膜とが混在する中に癌病巣が存在するのがわかる（Fig.16ⓑ）．生検で Group 5（tub2）の診断であった．精査の内視鏡再検時 0-Ⅲ病変となっていた（Fig.16ⓒ）．明らかな SM 癌と診断し，外科的治療が行われた．切除標本から SM 深部浸潤癌が確認された（Fig.16ⓓ）．この症例は 1 年前にも内視鏡検査が行われていた．癌は Fig.16ⓔの黄色点線の部分と思われる．無論，観察時には病変として気付かれていない．数枚残された写真にも病変は指摘できなかった．中間帯の凹凸だけが目立っている．除菌後発見胃癌見逃し例で，ESD 治療の時期を逃した第 1 例目である．痛恨の症例であった．

　以上，わずか 1 か月間の検討であるが，これらの結果から，筆者らの予想どおり，色調逆転現象は除菌後発見胃癌のハイリスクを示唆する画像所見と考えられた．今後さらに検討を加えたい．

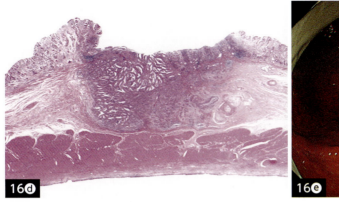
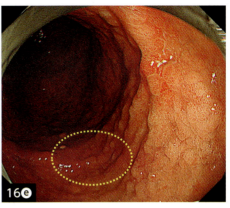

Fig.16**d** 切除標本組織像
　　16**e** 1年前の通常内視鏡像　黄色枠に病変は存在したと考えられる．

第3章

除菌後発見胃癌 15 症例の提示と解説

　本章では，個々の除菌後発見胃癌症例を日常的な内視鏡診療の場面に即して，どのように診断していくかを示す．癌と気付く所見，除菌後または自然除菌で *H.pylori* 陰性化と気付く所見，癌の範囲診断に重要な所見，などを具体的な症例を通して解説したい．

　また本章では，除菌治療の既往はないが，明らかに *H.pylori* が陰性化した胃にみられる「除菌後発見胃癌」に特徴的な内視鏡像を示す症例も使用した．

3

症例 1

　60 歳代，男性．近医で前庭部小彎の隆起病変からの生検で Group 5(tub1) と診断されて当院に紹介された．除菌の既往はない．

　前庭部小彎に確かに隆起病変を認めた(Fig.1ⓐ，黄色矢印)．しかし隆起表面は胃炎様の模様であり，隆起の周囲にも病変と同様の模様が存在した(Fig.1ⓑ，白矢印や桃色矢印)．

> **Point ❶** 胃炎様模様で範囲が不鮮明な胃癌を見たら，*H.pylori* の有無を確認するのが今や必須である．

　胃体下部大彎を観察すると，腺境界部に色調逆転現象が観察された(Fig.1ⓒ，白矢印)．中間帯と思われる部位には胃底腺粘膜による顆粒状隆起(凹凸所見)を認めた(Fig.1ⓓ，白矢印)．これらは，通常内視鏡での *H.pylori* 陰性化の所見である(色調逆転現象)．白色化した胃底腺粘膜を NBI 拡大観察すると，ピンホール・ピットを有した円形開口部が規則的に並んでいた(Fig.1ⓔ)．拡大内視鏡からも *H.pylori* 陰性化例と診断できる．自然除菌症例である(後日，便中抗原と UBT は陰性と判明した)．

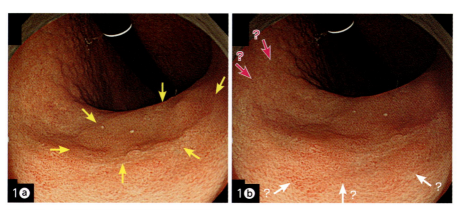

Fig.1ⓐ　前庭部小彎の隆起病変(黄色矢印)
　　1ⓑ　隆起の周囲にも隆起病変と同様の模様が観察される(白矢印と桃色矢印)．

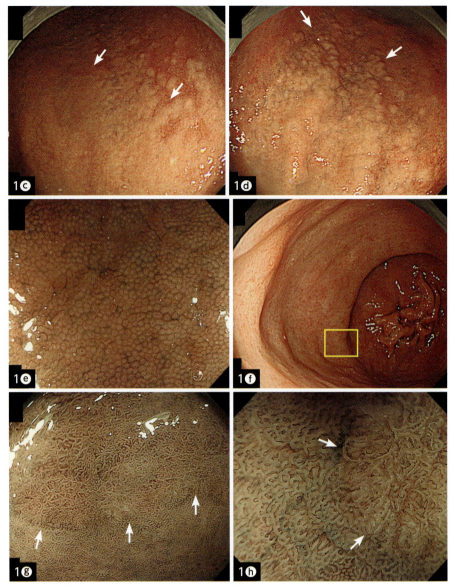

Fig.1ⓒ 胃体下部大彎に色調逆転現象を認める(白矢印).
　　1ⓓ 中間帯に胃底腺粘膜による顆粒状隆起を認める(白矢印).
　　1ⓔ NBI 拡大観察で規則的配列のピンホール・ピットを呈する円形開口部を認める.
　　1ⓕ 前庭部前壁の通常内視鏡像
　　1ⓖ Fig.1ⓕ黄色枠の NBI 弱拡大内視鏡像　形状不均一と方向性不同を認める(白矢印が癌と
　　　　非癌の境界).
　　1ⓗ Fig.1ⓖの強拡大観察　癌部には不整な WOS が観察される(白矢印が癌).

> **Point ❷**　除菌後発見胃癌(*H.pylori* 陰性化胃癌)の内視鏡像が観察されるであろうと
> 推測して観察することが重要.

　前庭部前壁を間違いなく胃炎粘膜と考えられるところから病変に向かって這うように弱
拡大観察を行った. **Fig.1ⓕ**(黄色枠)で粘膜パターンが変わった. 粘膜模様が鮮明に観察さ
れ一見胃炎様であるが, 近傍の粘膜模様には多様性があることから, 形状不均一と方向性

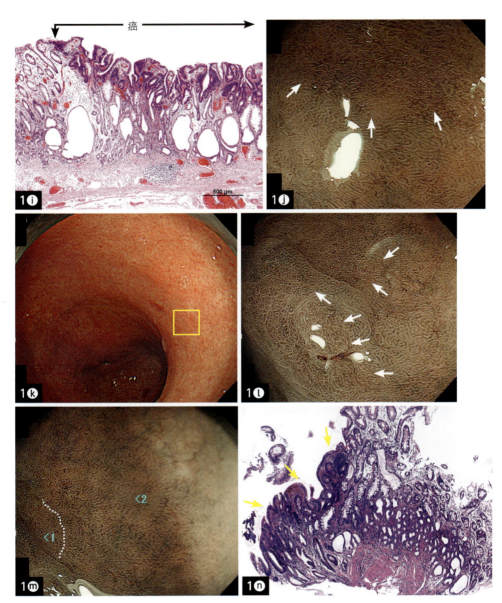

Fig.1ⓘ Fig.1ⓗの組織像
1ⓙ 前庭部小彎肛門側の拡大像（白矢印が癌）
1ⓚ 後壁側の通常内視鏡像
1ⓛ Fig.1ⓚの黄色枠の弱拡大像（白矢印が癌）
1ⓜ ESD 前の範囲診断確認のための生検　白点線の左が癌で生検 1，右が非癌で生検 2．
1ⓝ Fig.1ⓜの生検 1 の組織像（黄色矢印が癌）　境界ぎりぎりの生検のため非癌腺管がかなり採取されている．

不同を確認できる（**Fig.1ⓖ**，白矢印が癌と非癌の境界）．強拡大でも癌と非癌との境界を認め，癌部には不整な WOS（white opaque substance）が観察された（**Fig.1ⓗ**，白矢印が癌）．後日の ESD 組織標本との対比で，この部分には非癌腺管の伸長現象を認めた（**Fig.1ⓘ**）．このためこの同部の癌は一見，胃炎様に見えたものと考えられる．

前庭部小彎の肛門側にはさらに胃炎様の模様が続いたが，背景の胃炎粘膜のパターンを

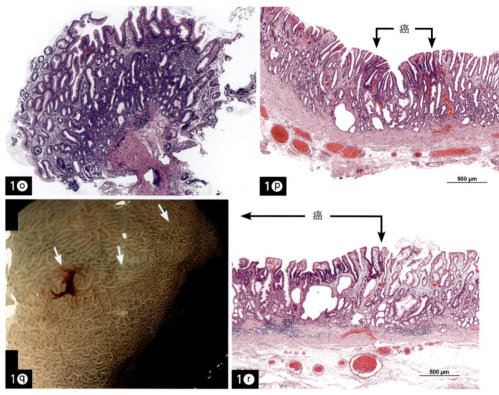

Fig.1**ⓞ**　Fig.1**ⓜ**の生検 2 の組織像　非癌である.
　　1**ⓟ**　Fig.1**ⓜ**の ESD 組織標本の組織像
　　1**ⓠ**　口側の癌と非癌の境界の拡大像(白矢印が癌)
　　1**ⓡ**　Fig.1**ⓠ**の組織像

見失わなければ診断は難しくはない(**Fig.1ⓙ**,　白矢印が癌).　しかし,　後壁側で境界がきわめて不明瞭なところが現れた(**Fig.1ⓚ**).　**Fig.1ⓚ**の黄色枠の拡大像を示す(**Fig.1ⓛ**,　白矢印が癌).　癌には円形開口部が散在し,　癌の管状腺管が存在するのがわかる.

　組織像を確認したいこともあり,　この部位は**Fig.1ⓜ**のように 1 を癌, 2 を非癌と診断し生検を行った.　その結果, 1 は癌で group 5(**Fig.1ⓝ**), 2 は非癌で group 1 であった(**Fig.1ⓞ**).

　後日対比した ESD 組織標本では,　やはり非癌腺管の伸長現象を認めた(**Fig.1ⓟ**).

　口側の癌の進展範囲については,　癌部 white zone の形状不均一と方向性不同,　および血管の不整から,　診断は容易であった(**Fig.1ⓠ**,　白矢印が癌).　この部分の ESD 組織標本は **Fig.1ⓡ**である.

　範囲診断後のマーキングは **Fig.1ⓢ**である.　病理診断は adenocarcinoma(tub1), pT1a, ly(−), v(−), pHM 0, pVM 0, Type 0-Ⅱa+Ⅱb, 40×25 mm であった(**Fig.1ⓣ**).

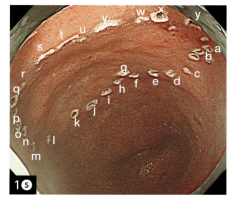 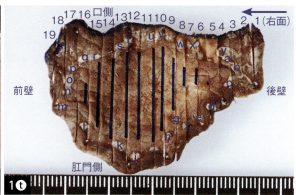

Fig.1**s** 範囲診断後のマーキング
　　1**t** ESD切除標本　青線部が癌である.

3

除菌後発見胃癌15症例の提示と解説

症例 2

　70歳代，女性．胃体下部小彎の発赤部からの生検で，Group 5（tub1）の診断で当院に紹介された．除菌歴は不明であるが，胃体部小彎に色調逆転現象を認めることから，*H.pylori* 陰性化と診断できる（**Fig.2ⓐ**，黄色矢印は萎縮帯の発赤）．

> **Point ❶**　色調逆転現象は拡大観察が不要なことも含め，*H.pylori* 陰性化に気付くために非常に有用な所見である．

　便中抗原は陰性であった．胃体下部小彎に萎縮粘膜とは異なる粘膜模様の領域を認め（**Fig.2ⓑ**，白矢印内が癌），癌を疑うべき所見である．前壁口側をNBI拡大観察すると，背景は胃底腺粘膜を示す円形開口部からなっており，それとは異なる円形開口部と管状模様が混在した粘膜模様を有する領域が観察された（**Fig.2ⓒ**，白矢印が癌）．その混在分布は不整である（**Fig.2ⓒ**）．これは除菌後発見胃癌（自然除菌を含む）にしばしば見られる拡大像である．

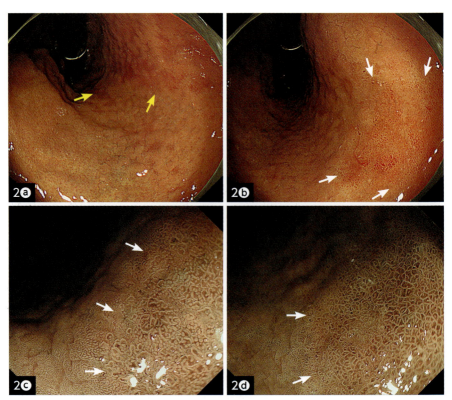

Fig.2ⓐ　**胃体部小彎の通常内視鏡像**　黄色矢印は萎縮帯の発赤．色調逆転現象を認める．
　　2ⓑ　**胃体下部小彎の通常内視鏡像**　白矢印内が癌．
　　2ⓒ　**胃体中部小彎前壁のNBI拡大像**　白矢印が癌．
　　2ⓓ　**胃体下部小彎前壁のNBI拡大像**　白矢印が癌．

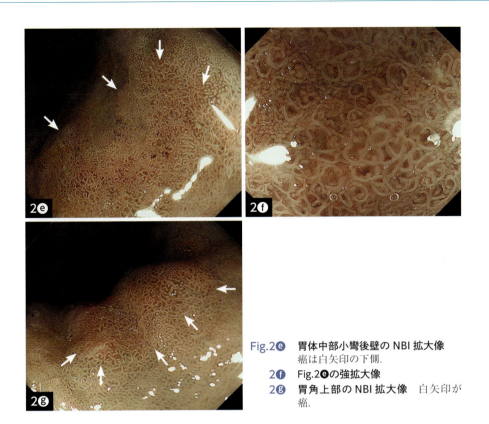

Fig.2**e** 胃体中部小彎後壁の NBI 拡大像
癌は白矢印の下側.

2**f** Fig.2**e**の強拡大像

2**g** 胃角上部の NBI 拡大像　白矢印が
癌.

Point ❷ 円形開口部と管状模様の不整な混在が *H.pylori* 陰性化の癌の特徴の1つ
であることを記憶しておくことが重要である.

　肛門側に拡大内視鏡観察を移動すると，管状から顆粒状模様を中心にする領域に変化し
ていた(Fig.2**d**，白矢印が癌)．この部分の背景も胃底腺粘膜である．除菌後発見胃癌で
は分化型胃癌であっても背景が胃底腺であることがまれではない.

　後壁側に拡大内視鏡観察を移動すると，円形開口部と管状模様が混在した像として癌の
領域を観察できる(Fig.2**e**，白矢印が癌)．その部位を強拡大で観察すると white zone か
らなる円形開口部，管状模様，顆粒状模様が不規則に混在して分布しているのが観察でき
た(Fig.2**f**)．胃角上部では非癌も顆粒や管状模様となったが，癌の模様は形状不均一と
方向性不同を伴うことから肛門側の範囲診断も可能であった(Fig.2**g**，白矢印が癌)．ESD
を行い，病理診断は adenocarcinoma(tub1)，pT1a，ly(－)，v(－)，pHM 0，pVM 0，Type
0-Ⅱa，45×30 mm であった.

　Fig.2**h**は，Fig.2**e**の癌部口側の組織像である(青線内は胃底腺，黒矢印は癌)．背景は胃
底腺粘膜であった．Fig.2**e**の癌部中心部の組織像では，幽門腺化生と思われる非癌腺管の
上を癌腺管が進展していた(Fig.2**i**)．粘膜の表層1/2を癌が進展している像である.
Fig.2**g**の癌部の組織像では，癌は粘膜の表層1/3のみを進展しており，その深部には腸
上皮化生が存在した(Fig.2**j**)．粘膜最表層にまで伸長している腸上皮化生も散見される.

　胃炎類似の内視鏡像を有しているが，背景粘膜と比較することで癌の診断，およびその
範囲診断を行うことは難しくない病変である.

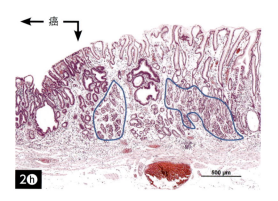

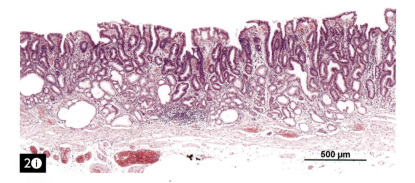

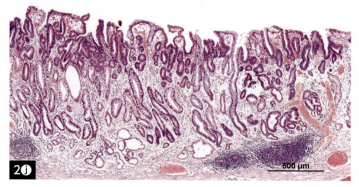

Fig.2ⓗ　Fig.2ⓔの癌部口側の組織像　青線内は胃底腺.
　　2ⓘ　Fig.2ⓔの癌部中心部の組織像
　　2ⓙ　Fig.2ⓖの癌部の組織像

80 歳代，男性．つかえ感で内視鏡検査を依頼された．10 数年前に除菌治療を近医で受けたらしいが，詳細は不明である．便中抗原は陰性であった．

胃体部には色調逆転現象を認め（Fig.3ⓐ），拡大観察で胃底腺粘膜にピンホール・ピット（Fig.3ⓑ）を認めることから *H.pylori* 陰性化例であることは間違いない．

胃角前壁に褪色調でわずかに隆起した病変を認めた（Fig.3ⓒ，黄色矢印に囲まれた部分が癌）．NBI 拡大内視鏡観察では隆起病変は円形開口部からなっており，背景の LBC を伴い管状模様を有する腸上皮化生とは明らかに異なる（Fig.3ⓓ，黄色矢印が癌）．強拡大では LBC をまばらに伴う多彩な white zone からなる模様を示しているのがわかる（Fig.3ⓔ，

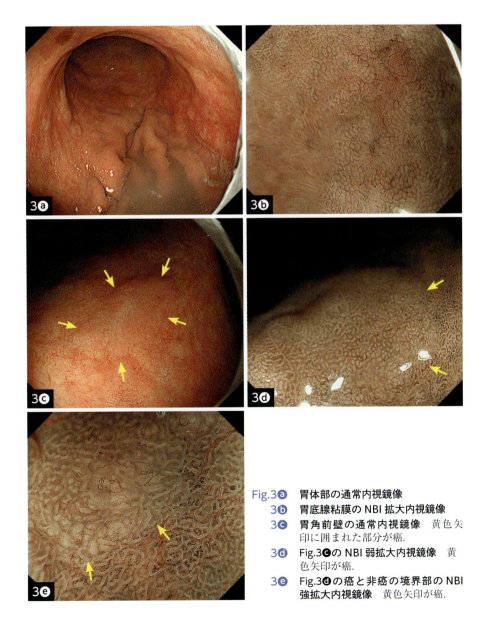

Fig.3ⓐ　胃体部の通常内視鏡像
　　3ⓑ　胃底腺粘膜の NBI 拡大内視鏡像
　　3ⓒ　胃角前壁の通常内視鏡像　黄色矢印に囲まれた部分が癌．
　　3ⓓ　Fig.3ⓒの NBI 弱拡大内視鏡像　黄色矢印が癌．
　　3ⓔ　Fig.3ⓓの癌と非癌の境界部の NBI 強拡大内視鏡像　黄色矢印が癌．

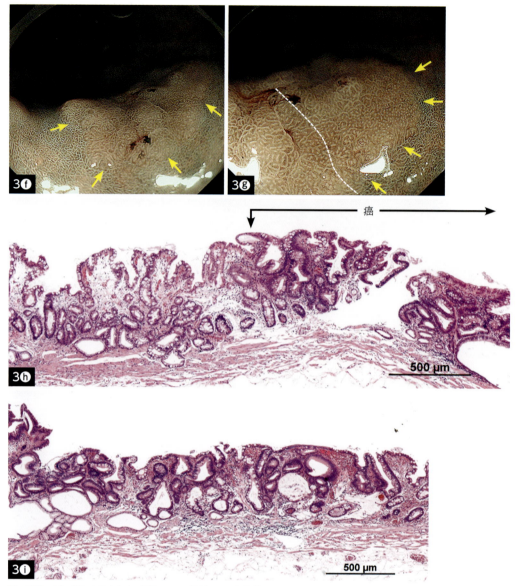

Fig.3❶　Fig.3❻で示された癌部の NBI 観察での全体像　黄色矢印に囲まれた部分が癌.

　　❷　Fig.3❶の後壁側の NBI 弱拡大像　黄色矢印が癌. 白点線は Fig.3❸と 3❹の切片の割面.

　　❸　Fig.3❷の白点線の肛門側切片　左が肛門側.

　　❹　Fig.3❷の白点線の切片　Fig.3❸の口側になる. 左が肛門側.

　　癌は黄色矢印の上側).

　　改めて全体像を NBI で近接観察すると，brownish area として病変が認識できた（**Fig.3❶**，黄色矢印に囲まれた部分が癌). 癌部は胃炎類似の模様であるが，背景とは明らかに粘膜模様が異なり，多様な粘膜模様が混在していることから除菌後発見胃癌であることがわかる（**Fig.3❷**，黄色矢印が癌).

> **Point ❶** 胃炎様に見えても領域性があること，周囲とは粘膜模様が異なり除菌後胃粘膜としては矛盾する所見があること，などが除菌後発見胃癌を診断する際に重要である．

　Fig.3❸の白点線の ESD 組織標本が Fig.3❺（矢印が癌．左が肛門側），その口側の癌部の組織像が Fig.3❶である（Fig.3❶，左が肛門側）．Fig.3❸のように，癌部にも LBC が観察されることは，これらの組織像から理解できる．病理診断は adenocarcinoma（tub1），pT1a，ly（−），v（−），pHM 0，pVM 0，Type 0- Ⅱa，23×15 mm であった．

症例 4

　60歳代，男性．4年前に胃癌でESDを施行．その際にすでに *H.pylori* は培養と生検組織から陰性と診断されていた．今回も便中抗原で陰性が確認された．

　胃体下部前壁に白色調の部分を認めた(**Fig.4ⓐ**，黄色矢印が癌)．しかし，胃炎による白色顆粒が集合しただけにも見える(周囲にも観察される)．通常内視鏡の近接観察では胃炎による変化とも考えていた(**Fig.4ⓑ**，黄色矢印が癌)．しかしNBIに切り替えると，その部分は領域をもった brownish area として認識できた(**Fig.4ⓒ**，黄色矢印が癌)．NBI弱拡大観察でも癌を疑う印象は乏しかったが(**Fig.4ⓓ**)，倍率を上げて観察すると，走行異常を認める血管が観察された(**Fig.4ⓔ**，黄色矢印が異常血管)．White zone で形成される模様にも形状不均一と方向性不同を認める．

> **Point ❶**　迷ったときは，最大倍率で観察することが必要である．

　H.pylori が陰性化した胃粘膜ではこうした内視鏡像は出現せず，腫瘍を考えるべきである．しかし，癌と非癌との境界は不鮮明で，線で引けるようには観察されなかった．

　この部位のESD組織像を示す．癌は粘膜の表層1/2をスキップして存在していた

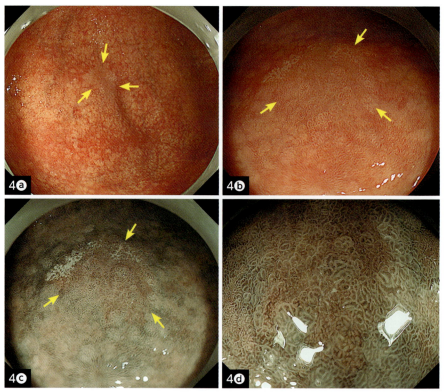

Fig.4ⓐ　胃体下部前壁の通常内視鏡像　黄色矢印が癌．
　4ⓑ　通常内視鏡の近接観察　黄色矢印が癌．
　4ⓒ　NBI 非拡大観察　黄色矢印が癌．
　4ⓓ　NBI 弱拡大観察

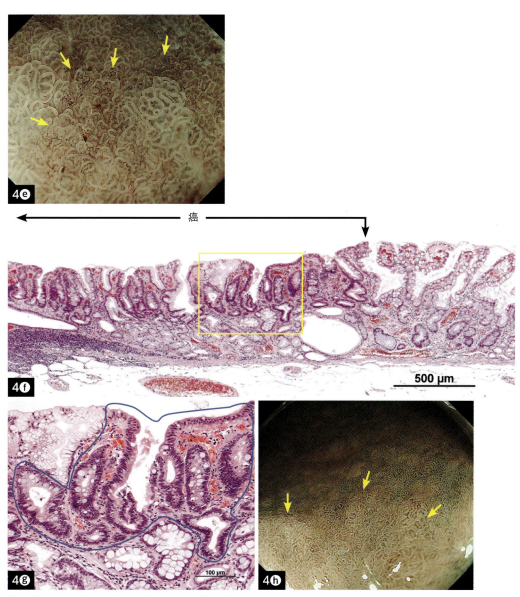

Fig.4❹　NBI 強拡大観察　黄色矢印は異常血管.

4❺　Fig.4❹の ESD 組織標本

4❻　Fig.4❺の黄色枠の強拡大　青線内が癌腺管.

4❼　NBI 拡大像　黄色矢印が癌.

（Fig.4❺，矢印が癌．黄色枠は Fig.4❻の部位）．強倍率で癌と非癌腺管とがモザイク状に混在しているのがわかる（Fig.4❻）．

　生検で tub1 の診断を得て ESD となった．範囲診断でこの病変では，癌と背景粘膜の模様の違いをよく認識して観察することが重要である（Fig.4❼，黄色矢印より下が癌）．それにより，White zone による模様に形状不均一と方向性不同が存在することに気付く（Fig.4❼）．一見，胃炎と考えたくなる部分も背景との違い，および粘膜模様の多彩さから癌と診断できる（Fig.4❼，黄色矢印が癌）．

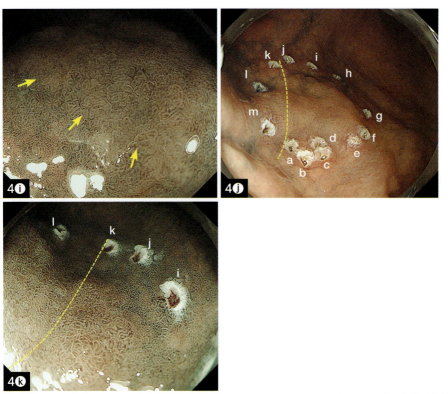

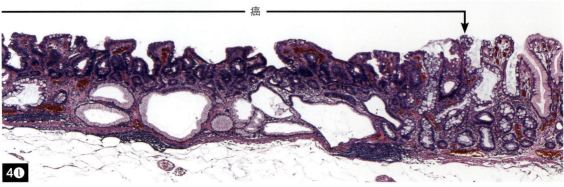

Fig.4ⓘ　NBI 拡大像　黄色矢印より上が癌.
　4ⓙ　ESD 時のマーキング後通常内視鏡像　黄色点線は Fig.4ⓛの組織像の部位.
　4ⓚ　ESD 時のマーキング後 NBI 拡大内視鏡像　黄色点線は Fig.4ⓙの黄色点線と同じで Fig.4ⓛの組織像の部位.
　4ⓛ　Fig.4ⓙと 4ⓚの白点線の ESD 組織標本　右側がマーキング k 側.

> **Point ❷**　除菌後発見胃癌だけでなく，範囲診断が困難な胃癌は，背景粘膜の特徴を十分理解して診断することが大切. 慢性胃炎の拡大像を完璧にマスターすること.

　以上より，ESD 時は Fig.4ⓙのようにマーキングできた（黄色点線は Fig.4ⓛの割線）. Fig.4ⓙのマーキング k 付近の NBI 拡大像を Fig.4ⓚに示す. この部分の組織像を Fig.4ⓛに示す（矢印が癌. 右側がマーキング k 側である）. ESD の結果，病理診断は adenocarcinoma（tub1），pT1a，ly（−），v（−），pHM 0，pVM 0，Type 0-Ⅱa，17×14 mm であった.

症例 5

　80 歳代，男性．13 年前に，近医で除菌治療を受けたとのことであった．前庭部小彎の隆起部からの生検で，Group 5（tub1）と診断され，紹介された．

　当院での通常内視鏡で胃体部に色調逆転現象が観察された（Fig.5ⓐ）．また，当院の便中抗原で陰性であり，*H.pylori* は陰性化していると診断した．

　前庭部小彎に隆起病変を認め（Fig.5ⓑ，黄色矢印），0-Ⅱa 病変と考えられた．しかし，隆起は領域性が不鮮明であり，血管透見像の消失がさらに広く観察された（Fig.5ⓑ，白矢印）．除菌後発見胃癌であり，範囲は不鮮明化する傾向があることを考えると，さらに広くⅡb を随伴している可能性を考えた．

> **Point ❶**　癌の領域診断が明確にできないときは，その外側にまで領域が広がっている可能性を常に考える．

　隆起部の口側にも，周囲に比べて褪色調の粘膜が観察された（Fig.5ⓒ，白矢印が褪色粘膜．黄色矢印は隆起病変）．その部位には，網目血管と円形開口部の病変が観察され，

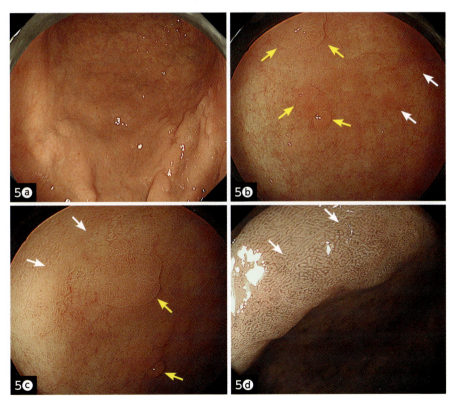

Fig.5ⓐ　**胃体部の通常内視鏡像**
　5ⓑ　**前庭部小彎の通常内視鏡像**　黄色矢印は 0-Ⅱa 病変．白矢印は随伴 0-Ⅱb 病変疑い．
　5ⓒ　**前庭部小彎の通常内視鏡近接像**　黄色矢印は 0-Ⅱa 病変．白矢印は随伴 0-Ⅱb 病変疑い．
　5ⓓ　**Fig.5ⓒ白矢印の NBI 拡大観察像**　白矢印が 0-Ⅱb 病変．

3

除菌後発見胃癌15症例の提示と解説

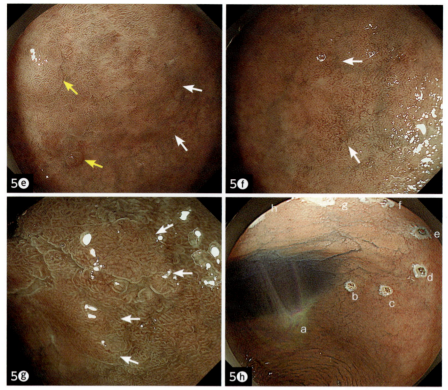

Fig.5ⓔ　Fig.5ⓑの NBI 非拡大内視鏡像　黄色矢印は 0-Ⅱa 病変．白矢印は随伴 0-Ⅱb 病変疑い．

5ⓕ　Fig.5ⓔ白矢印の NBI 弱拡大観察像　白矢印は随伴 0-Ⅱb 病変疑い．

5ⓖ　Fig.5ⓕ白矢印の酢酸・インジゴカルミン・サンドイッチ法後の NBI 拡大像　白矢印は随伴 0-Ⅱb 病変．

5ⓗ　酢酸・インジゴカルミン・サンドイッチ法およびマーキング後の病変部通常内視鏡像

mesh pattern を呈する高分化管状腺癌と診断が可能である（**Fig.5ⓓ**，白矢印の下側が癌）．
Fig.5ⓑの後壁側（右側）を NBI で観察してみると，brownish area で領域が認識できるようである（**Fig.5ⓔ**，白矢印）．近接して観察すると，口径不同と走行不整の血管で範囲が認識できるようであるが鮮明ではなかった（**Fig.5ⓕ**，白矢印が異常血管）．このような画像に頼るべきでない．そこでこの病変には酢酸・インジゴカルミン・サンドイッチ法を併用した[1]．

> **Point ❷**　酢酸・インジゴカルミン・サンドイッチ法も常時使用できるようにしておくと便利である．

それにより，NBI 拡大内視鏡観察でも mesh pattern を呈する癌部と周囲背景粘膜の違いが鮮明に観察されるようになる（**Fig.5ⓖ**，白矢印の左側が癌）．広い 0-Ⅱb を随伴している癌病変であることがマーキング後，判明した（**Fig.5ⓗ**，インジゴカルミンの胃小区パターンで癌の領域は視認できる）．

ESD の結果，病理診断は adenocarcinoma（tub1），pT1a，ly（−），v（−），pHM 0，pVM 0，Type 0-Ⅱa＋Ⅱb，45×40 mm であった．

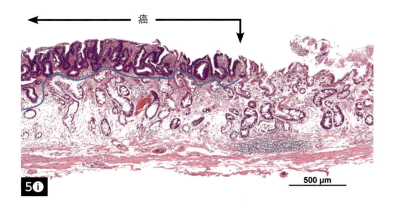

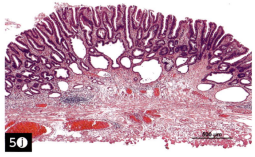

Fig.5❶　**Fig.5❹の癌先進部の組織像**　青線から深層は非癌腺管.
　　5❶　**0-Ⅱa病変部の組織像**

Fig.5❹は，粘膜の上1/3の表層を癌が進展している組織像であった（Fig.5❶）．一方，隆起部の組織像は粘膜の大部分が癌であった（Fig.5❶）．

文献
1）八木一芳，佐藤聡史，中村厚夫，他：早期胃癌の画像診断―範囲診断のための精密検査　NBI併用拡大内視鏡と「化学的」内視鏡診断.　胃と腸　44：663-674, 2009

　除菌後症例（自然除菌も含む）では，中間帯に萎縮，腸上皮化生，胃底腺のモザイク状混在，などにより粘膜の凹凸を生ずる．拡大内視鏡観察でも胃底腺粘膜による円形ピット，萎縮粘膜や腸上皮化生による管状模様が見られ，さらに腸上皮化生も円形ピット（開口部にLBC を伴う点が胃底腺と異なる）となることも多く，非常に多彩な拡大像を示す．こうした多彩な粘膜模様の中に癌が存在すると，診断が困難になることが稀でない．

症例 6

　70 歳代，男性．胃潰瘍で 14 年前に除菌をしている．胃体下部後壁大彎の内視鏡観察で色調逆転現象を認め，*H.pylori* が陰性化していることはわかる（Fig.6ⓐ）．胃角前後壁には潰瘍瘢痕を認める（Fig.6ⓐ）．中間帯の凹凸の中に褪色調部分（Fig.6ⓑ，白太矢印）と発赤部分（Fig.6ⓑ，黄色太矢印）を認める．弱拡大の NBI 拡大内視鏡観察で黄色太矢印は非癌であったが，白太矢印は癌病変であると判断した（Fig.6ⓒ）．

> **Point ❶** スクリーニングでも拡大内視鏡を使用することは非常に有用である．胃炎と胃癌を瞬時に見分けることができる．

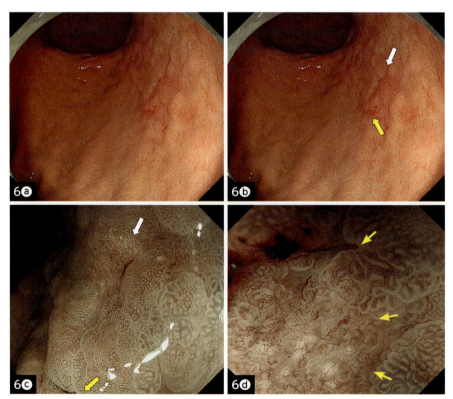

Fig.6ⓐ　通常内視鏡像
　6ⓑ　白太矢印：褪色調変化．黄色太矢印：発赤調変化．
　6ⓒ　Fig.6ⓑの NBI 弱拡大観察　白太矢印：褪色調変化，黄色太矢印：発赤調変化の部分．
　6ⓓ　NBI 拡大像　黄色矢印が癌．

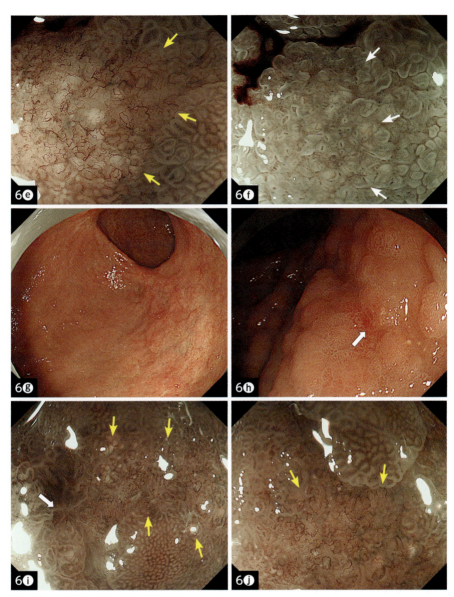

Fig.6e　NBI 拡大像　黄色矢印が癌.
　6f　酢酸撒布下の NBI 拡大像　白矢印の内側に癌腺管による円形ピットが観察される.
　6g　ESD 時の通常内視鏡像
　6h　弱拡大内視鏡像　白太矢印は生検瘢痕部.
　6i　NBI 拡大像　白太矢印は生検瘢痕部.　黄色矢印が癌.
　6j　NBI 拡大像　黄色矢印が癌.

　背景粘膜の所見は，胃底腺を示す円形ピットや萎縮粘膜を示す管状模様など多彩であるが，不整さはなく，除菌後であることを知っていれば，これらが除菌後中間帯粘膜の所見であることが容易に理解できる（Fig.6c）.

　拡大率を上げて観察すると，white zone の不鮮明化と不整血管から癌と容易に認識でき，範囲診断も可能であった（Fig.6d, e，黄色矢印の中が癌）．WGA（white globe appearance）も観察できる[1]．酢酸撒布で病変内は，密度が不均一な円形ピットが出現した

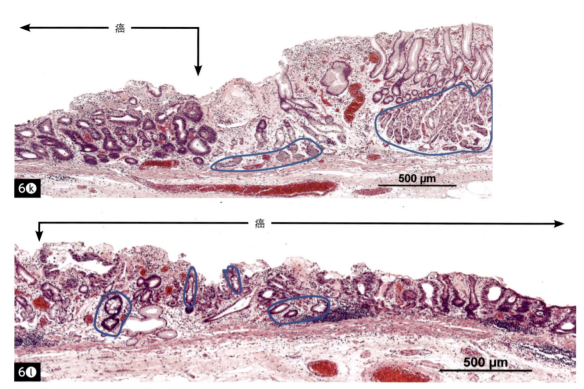

癌

500 μm

6k

癌

500 μm

6l

Fig.6k　**ESD 切除標本（口側）**　青線内は胃底腺.
　6l　**ESD 切除標本（肛門側）**　青線内は腸上皮化生.

（Fig.6l，白矢印内に癌腺管と思われるピット像が現れている）. 分化型癌であることが
理解できる.

> **Point ②**　酢酸撒布で腺管を形成する腺癌，すなわち分化型胃癌であることが診断で
> きる. 用いる方法でどのような画像と情報が得られるかを常に考えながら内視鏡観察
> をすることがエキスパートへの道である.

　しかし，癌と非癌との境界はこの酢酸像では不鮮明であり，範囲診断には用いるべきで
はない.

　生検で Group 5（tub1）の診断であった. ESD 時の通常内視鏡観察では病変の指摘は困難
であった（Fig.6g）. 癌を指摘した付近を弱拡大で観察すると，生検瘢痕が発見された
（Fig.6h，白太矢印が生検瘢痕）. 同部を NBI 拡大観察すると，癌の範囲は認識できた
（Fig.6i，j，太い白矢印は生検瘢痕，黄色矢印の内側が癌）.

　ESD を施行した. 病理診断は Adenocarcinoma（tub1），pT1a，ly（−），v（−），pHM 0，
pVM 0，Type 0-Ⅱc，10×8 mm であった. 病変口側（Fig.6k）と肛門側（Fig.6l）の組織像
を示す.

　病変口側では，癌の近傍に胃底腺粘膜が存在することがわかる（青線内は胃底腺）
（Fig.6k）. Fig.6l は同切片の肛門側である. 背景は萎縮粘膜で，腸上皮化生が混在してい
るのがわかる（青線内は腸上皮化生）.

　このような病変を手際よく診断するコツは，"除菌後発見症例では中間帯は凹凸を示すこと，拡大観察の粘膜像は萎縮粘膜と胃底腺粘膜がモザイク状に混在し多彩であること，しかし癌はそれらとは異なる不整さを有していること"を理解し，スクリーニング時に異常に気付いた場合は，直ちに拡大観察を行うことである．

文献

1）Doyama H, Yoshida N, Tsuyama S, et al : The "white globe appearance"（WGA）: a novel marker for a correct diagnosis of early gastric cancer by magnifying endoscopy with narrow-band imaging（M-NBI）. Endosc Int Open 13 : E120-E124, 2015

3

除菌後発見胃癌15症例の提示と解説

これまで呈示した症例は，比較的異型度の低い胃癌であった．しかし，除菌後発見胃癌の
すべてが常にそのような癌とは限らない．症例 7 と症例 8 では異型度の高い癌を呈示する．

症例 7

　70 歳代，男性．2 年前に除菌を施行し成功している．胃体中部前壁に陥凹性病変を認め
る（Fig.7ⓐ，黄色枠は Fig.7ⓑの組織に対応）．10 mm 大と小さいが目立つ病変であり，癌
の診断も容易である．背景粘膜は萎縮を伴った胃底腺粘膜である（Fig.7ⓑ）．除菌後発見
胃癌は，分化型胃癌でも周囲に胃底腺が存在していることが多い．間質の炎症細胞はまば
らで腺管の間には間隔があり，腺窩上皮の粘液は豊富で，核は基底側に揃い，除菌後に特
徴的な所見である．

　NBI に切り替えて病変部に近接してみると，意外にも陥凹部は胃炎類似の粘膜模様を
有しているのがわかる（Fig.7ⓒ）．しかし口側部分では，顆粒状の粘膜模様の窩間部に口
径不同で走行不整な血管が透見できる（Fig.7ⓓ）．次に Fig.7ⓓの黄色枠部分の組織像を
Fig.7ⓔに示す．非癌上皮を異型の強い癌が浸潤している．

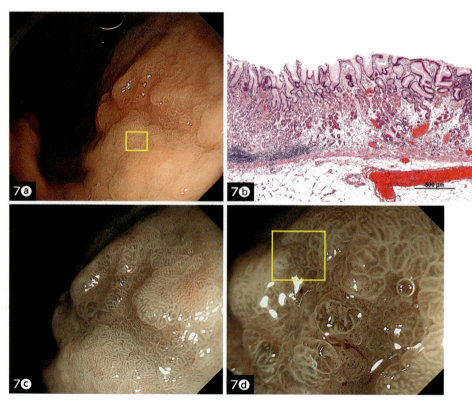

Fig.7ⓐ　**通常内視鏡像**　黄色枠は背景粘膜の組織像を示す Fig.7ⓑの部分．
　　7ⓑ　**Fig.7ⓐの黄色枠の組織像**
　　7ⓒ　**病変部の NBI 内視鏡像**
　　7ⓓ　**病変部の NBI 弱拡大内視鏡像**　黄色枠は Fig.7ⓔに示す組織像の部分．

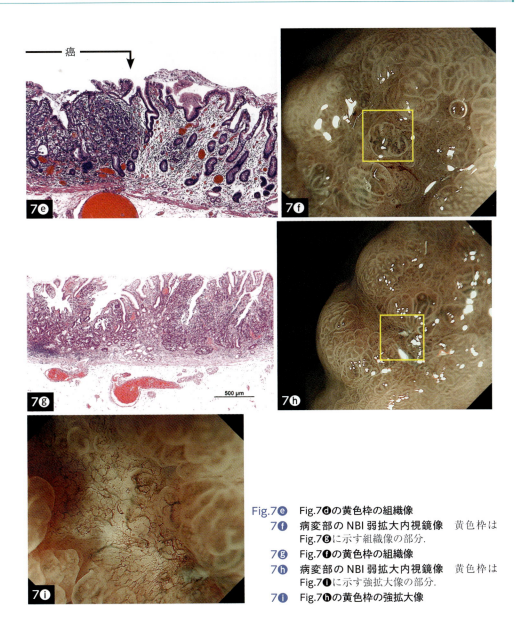

Fig.7ⓔ　Fig.7ⓓの黄色枠の組織像
7ⓕ　病変部の NBI 弱拡大内視鏡像　黄色枠は
　　Fig.7ⓖに示す組織像の部分.
7ⓖ　Fig.7ⓕの黄色枠の組織像
7ⓗ　病変部の NBI 弱拡大内視鏡像　黄色枠は
　　Fig.7ⓘに示す強拡大像の部分.
7ⓘ　Fig.7ⓗの黄色枠の強拡大像

　陥凹部の中心にも white zone を有する粘膜模様が観察され，窩間部を中心に口径不同で走行不整のある血管が観察される（Fig.7ⓕ，黄色枠は Fig.7ⓖの組織像の部位）．Fig.7ⓕの黄色枠の組織像でも，癌は腺管形成に乏しいもしくは不整小型腺管からなり，その表層は非癌上皮が覆っていることがわかる（Fig.7ⓖ）．

> **Point ❶**　NBI 拡大像から粘膜垂直断面の組織像をイメージすることが胃の拡大内視鏡診断のスキルアップには重要である．

　陥凹中心部の粘膜模様が観察されない部分（Fig.7ⓗ，黄色枠は Fig.7ⓘの強拡大の部位）を拡大を上げて観察すると，シアン調の太い血管と細かな異常血管が観察された（Fig.7ⓘ）．White zone は観察されない．シアン調の血管が観察される場合は，粘膜が薄く

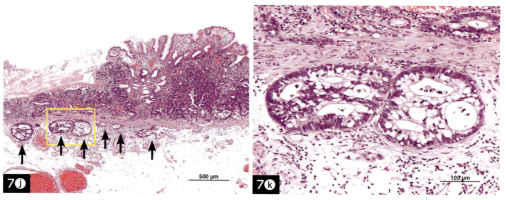

Fig.7ⓙ　**Fig.7ⓘの組織像**　黒矢印は SM 浸潤した癌腺管．黄色枠は Fig.7ⓚに示す強拡大の部分．
　7ⓚ　**Fig.7ⓙの黄色枠の強拡大像**

なっていることが報告されているが[1, 2]，実際この部分の組織像でも，粘膜が薄くなっていることがわかる（Fig.7ⓙ，黄色枠は Fig.7ⓚに示す強拡大像の部分）．同部で癌は SM に浸潤していた（Fig.7ⓙ，黒矢印は SM 浸潤している癌腺管）．SM 浸潤した癌腺管を Fig.7ⓚに拡大を上げて示す．

　病理診断は adenocarcinoma（tub2 ＞ por2），pT1b1（SM depth：200 μm），ly（－），v（－），pHM 0，pVM 0，Type 0-Ⅱc，15×10 mm であった．

　このように，15 mm と比較的小さくても SM 浸潤をきたしている癌も除菌後発見胃癌にはある．さらに，本例の癌のように，除菌後発見胃癌では，癌部の粘膜表層を非癌上皮が広く覆い，癌の認識が困難なことがある．本例の癌は発見が容易であったが，発見が困難な SM 浸潤癌に遭遇する可能性もあることを常に念頭に置くべきであろう．

文献

1）濱本英剛，松田知己，長南明道：シアン調血管．工藤進英，吉田茂昭（監）：拡大内視鏡
　　―極限に挑む．pp218-219，日本メディカルセンター，2014
2）濱本英剛，長南明道，松田知己，他：分化型早期胃癌の NBI 拡大観察におけるシアン調
　　血管の検討．Gastroenterol Endosc 57：2335-2343, 2015

　80 歳代，男性．3 年前に除菌を施行し成功している．前庭部大彎前壁に 5，6 mm の不整な陥凹性病変を認め（**Fig.8ⓐ**），生検で Group 5（tub2）の診断であった．

　ESD 時には粘液付着で陥凹ははっきりしなくなっている（**Fig.8ⓑ**）．NBI 非拡大観察でも，white zone が視認できる部分では癌を示唆する所見は観察されない（**Fig.8ⓒ**）．癌の露呈は粘液付着部のみの可能性が高い．出血しない程度に粘液を洗浄し，病変の口側を拡大観察すると，大小不同の顆粒状模様とその窩間部の不整血管が視認された（**Fig.8ⓓ**，黄色点線は **Fig.8ⓖ** に示される組織像の切り出し面）．病変肛門側でも同様の所見が観察された（**Fig.8ⓔ**）．陥凹部の肛門側には背景粘膜と同様の模様が観察された（**Fig.8ⓕ**，黄色点線は **Fig.8ⓗ** に示される組織像の切り出し面）．

　ESD 標本の病理診断は adenocarcinoma（tub2，por2 ＞ pap-tub1），pT1a，ly（－），v（－），pHM 0，pVM 0，Type 0-Ⅱc，8×3 mm であった．**Fig.8ⓓ** と **8ⓕ** の黄色点線の組織像が **Fig.8ⓖ** である．**Fig.8ⓗ** に示すように中分化管状腺癌が粘膜中層から深層を側方に進展しているが，表層は非癌の腺窩上皮からなっている．

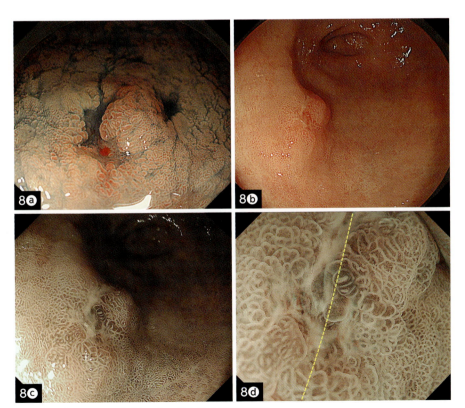

Fig.8ⓐ　初回のインジゴカルミン撒布後の近接観察像
　　8ⓑ　ESD 時の通常内視鏡像
　　8ⓒ　ESD 時の NBI 非拡大内視鏡像
　　8ⓓ　Fig.8ⓒの口側の NBI 拡大内視鏡像　黄色点線は Fig.8ⓖの切り出し面.

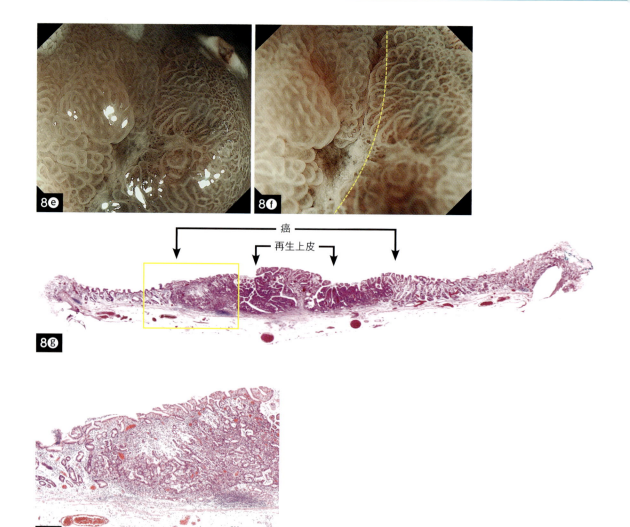

Fig.8 ❺　Fig.8 ❻の肛門側の NBI 拡大内視鏡像
　　8 ❻　Fig.8 ❻の肛門側の NBI 拡大内視鏡像　　黄色点線は Fig.8 ❻の切り出し面.
　　8 ❻　Fig.8 ❹から Fig.8 ❼の黄色点線の組織像
　　8 ❻　Fig.8 ❻の黄色枠の強拡大像

　　　内視鏡的診断は困難ではないが，病変部の半分程度が非癌表層上皮に覆われている点
で，除菌後発見胃癌の特徴が出ている．組織学的には異型度の高い癌であり，的確な早期
の診断と治療が必要な癌である．

　除菌後発見胃癌は，分化型胃癌であっても周囲背景粘膜が胃底腺粘膜であることが稀でない．時として，病変深部に胃底腺が存在している．このような場合，癌と胃底腺との関係には非常に興味深いものがある．そのような症例を 1 例紹介する．

症例 9

　70 歳代，男性．除菌歴はないが便中抗原陰性，UBT 0.6‰であった．胃体下部大彎後壁に小さな隆起病変が観察された（Fig.9ⓐ）．NBI 弱拡大観察では mesh pattern で，円筒状の癌腺管からなる高分化管状腺癌が疑われた（Fig.9ⓑ）．周囲背景粘膜は，萎縮粘膜と診断できる（Fig.9ⓑ）．強拡大で mesh pattern であることが確認され，さらに，周囲粘膜はlight blue crest（LBC）も観察されることから，腸上皮化生も混じていると診断できる（Fig.9ⓒ）．生検で Group 5（tub1）と診断され ESD となった．

　ESD 標本では，予想どおりに，癌はストレートな腺管を形成する高分化管状腺癌であったが，その直下には胃底腺が存在し，さらに，その下には拡張した腸上皮化生が存在した（Fig.9ⓓ, ⓔ）．病理診断は adenocarcinoma（tub1），pT1a，ly（－），v（－），pHM 0，pVM 0，Type 0-Ⅱa，5 mm であった．

　このような組織構築の癌は，本例以外には経験はない．しかし，同様の癌は症例検討会で数例経験しており，それらはいずれも除菌後発見胃癌であった．このような組織像は癌

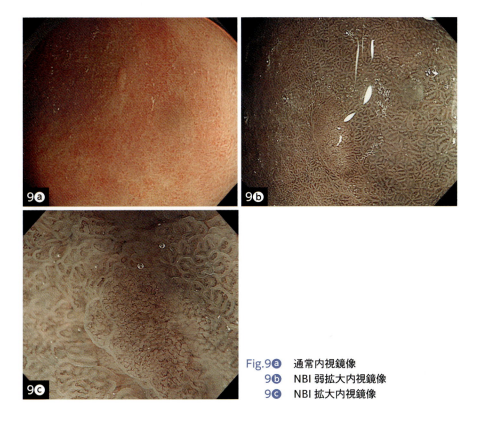

Fig.9ⓐ　通常内視鏡像
　　9ⓑ　NBI 弱拡大内視鏡像
　　9ⓒ　NBI 拡大内視鏡像

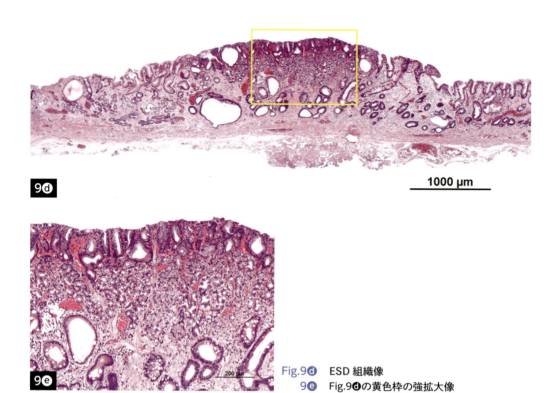

9d

1000 μm

9e

200 μm

Fig.9**d**　ESD 組織像
　　9**e**　Fig.9**d**の黄色枠の強拡大像

の発生や発育進展に関して何を示唆しているのか大変興味深い.

症例 10

80歳代，女性．除菌歴はないが便中抗原陰性，UBT 0.9‰であった．前庭部後壁の隆起からの生検で，Group 5(tub1)と診断され当院に紹介された．

通常内視鏡では，中心陥凹を伴った粘膜下腫瘍様の隆起を認めた（Fig.10ⓐ）．空気を抜くと内腔に突出してくる（Fig.10ⓑ）．

NBI非拡大内視鏡観察では，中心の陥凹部には白苔を伴っているが，その周囲には癌らしい所見は観察されない（Fig.10ⓒ）．

NBI拡大内視鏡観察では，白苔周囲には小型の顆粒状模様と不整血管が観察される（Fig.10ⓓ，黄色点線はFig.10ⓕで示す組織像の割線）．この小型顆粒状模様の一部と白苔

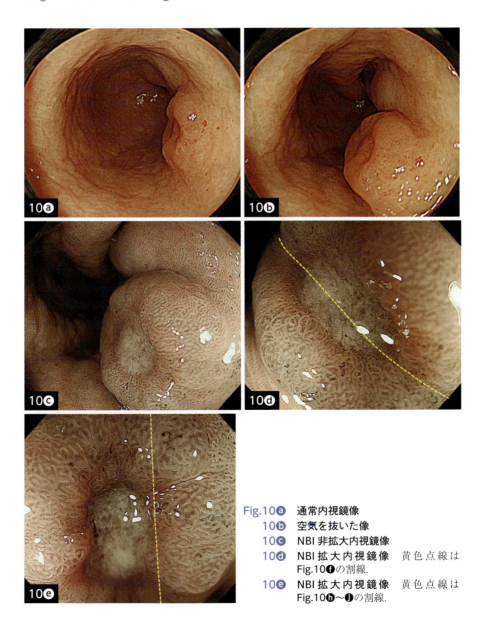

Fig.10ⓐ 通常内視鏡像
10ⓑ 空気を抜いた像
10ⓒ NBI非拡大内視鏡像
10ⓓ NBI拡大内視鏡像　黄色点線はFig.10ⓕの割線．
10ⓔ NBI拡大内視鏡像　黄色点線はFig.10ⓗ〜ⓙの割線．

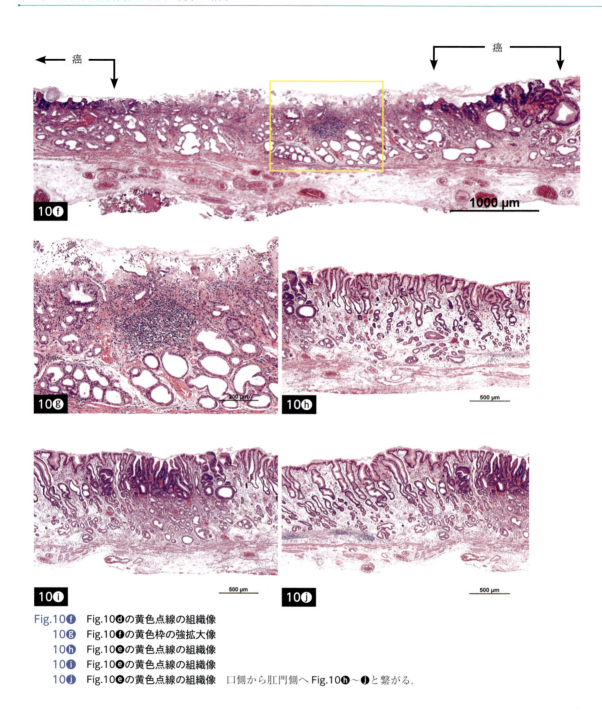

Fig.10**f**　Fig.10**d**の黄色点線の組織像
　　10**g**　Fig.10**f**の黄色枠の強拡大像
　　10**h**　Fig.10**e**の黄色点線の組織像
　　10**i**　Fig.10**e**の黄色点線の組織像
　　10**j**　Fig.10**e**の黄色点線の組織像　口側から肛門側へ Fig.10**h**～**j**と繋がる.

　の下が癌と考えた. 肛門側も白苔周囲に不整な血管を内包した小型顆粒状模様があり, そ
れを癌と診断した(Fig.10**e**, 黄色点線は Fig.10**h**～**j**に示す組織像の割線). 病変隆起の
理由はわからないが, 癌の深部に過形成性の非癌腺管の存在を考えた. また, 癌を考えた
小型顆粒状模様が周囲背景粘膜と鮮明な境界をもたないのは, *H.pylori* 陰性化による非癌
上皮と癌とのモザイク現象によるものと考えた.
　　ESD 標本では, 白苔周囲では粘膜表層に癌の露呈を認めたが(Fig.10**f**), びらん部には
癌は存在しなかった(Fig.10**g**).

　Fig.10 **e** の黄色矢印で示した白苔の脇の切り出し面の組織像を Fig.10 **h** 〜 **j** に示す．炎症細胞浸潤はわずかで，腺管の間隙が広がった除菌後に典型的な粘膜像であった（Fig.10 **h**，口側の組織像）．癌は非癌上皮とモザイク状に混在したり，非癌上皮下に存在した（Fig.10 **i**, **j**，口側から肛門側へ Fig.10 **h** 〜 **j** と繋がる）．癌の下にはかなり厚い幽門腺が存在する（Fig.10 **i**, **j**）．

　病理診断は adenocarcinoma（tub1），pT1a，ly（−），v（−），pHM 0，pVM 0，Type 0-Ⅱc，5×5 mm であった．

症例 11

　80 歳代，男性．数年前に ESD を行い，その後除菌を施行した．1 年に 1 回の内視鏡検査で受診．胃体部小彎に以前の ESD 瘢痕を認めた（Fig.11ⓐ）．

　瘢痕周囲に癌がないかを弱拡大で観察したところ，胃底腺が存在することがわかった（Fig.11ⓑ）．NBI 拡大内視鏡に切り替えて観察を続けた（Fig.11ⓒ）．ここには癌を疑う所見はない．口側に観察部位を動かした際に除菌後の胃粘膜では説明できない像が目に入った（Fig.11ⓓ，黄色矢印が癌）．White zone で形成される粘膜模様の全体の印象は胃炎様であるが，丁寧に観察すると，それらの形状は不均一で方向性も不同であり，配置も不均一である．通常内視鏡に戻して観察すると，軽度の発赤として認識できた（Fig.11ⓔ，癌は黄色矢印）．小彎後壁側を弱拡大すると，背景粘膜とは異なる模様で癌が視認された（Fig.11ⓕ，黄色矢印が癌）．強拡大観察をすると white zone のみならず，血管パターンも背景とは違いが認められた（Fig.11ⓖ，黄色矢印が癌）．

> **Point ❶** 癌の診断には，弱拡大観察と強拡大観察の併用が重要．

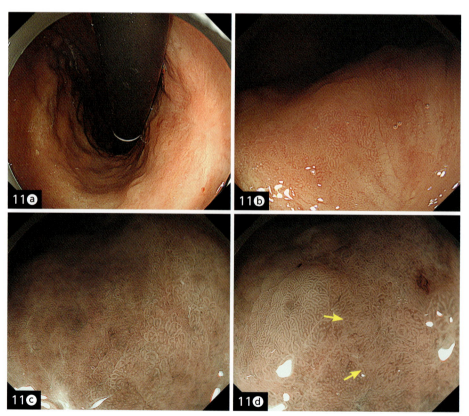

Fig.11ⓐ　胃体部小彎の通常内視鏡像
　　11ⓑ　瘢痕周囲の弱拡大観察
　　11ⓒ　瘢痕周囲の NBI 弱拡大観察
　　11ⓓ　瘢痕部の口側の NBI 弱拡大観察（黄色矢印は癌）

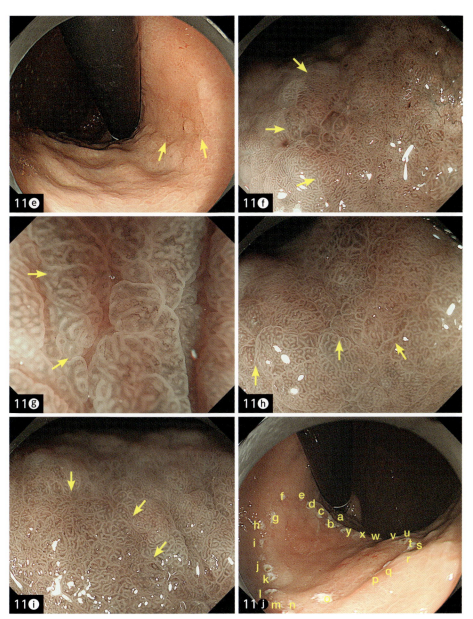

Fig.11ⓔ　通常内視鏡観察像（黄色矢印が癌）
　　11ⓕ　小彎後壁側の NBI 弱拡大観察（黄色矢印が癌）
　　11ⓖ　Fig.11ⓕの癌境界部の NBI 強拡大観察像（黄色矢印が癌）
　　11ⓗ　肛門側の癌の境界の NBI 弱拡大観察像（黄色矢印が癌）
　　11ⓘ　口側の癌の境界の NBI 弱拡大観察像（黄色矢印が癌）
　　11ⓙ　ESD でのマーキング終了時の通常内視鏡像

　肛門側の癌の境界も同様に拡大観察で診断できるが，癌と非癌の境界は線を引けるほど明瞭ではない（Fig.11ⓗ，黄色矢印が癌）．口側の癌部の境界も不鮮明であるが，胃底腺粘膜と一部萎縮が混じる背景粘膜との違いを意識しながら範囲診断を行う（Fig.11ⓘ，黄色矢印が癌）．ESD 時のマーキングも同様に行った（Fig.11ⓙ）．通常内視鏡観察では，癌の領域はほとんど認識できなかった．

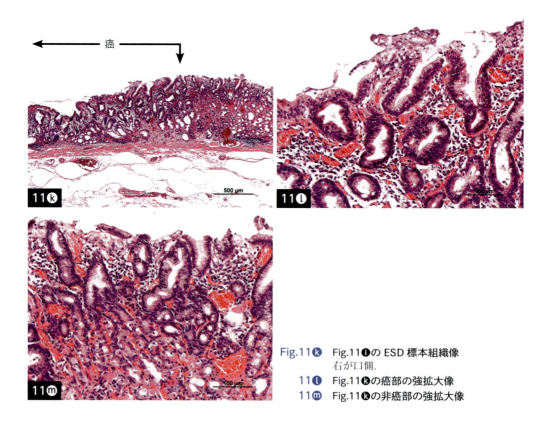

Fig.11ⓚ　Fig.11ⓘの ESD 標本組織像
　　　　右が口側.
　11ⓛ　Fig.11ⓚの癌部の強拡大像
　11ⓜ　Fig.11ⓚの非癌部の強拡大像

　Fig.11ⓘの部位の ESD 標本を呈示する(Fig.11ⓚ, 右が口側). 癌部の強拡大像が Fig.11ⓛで, 非癌部の強拡大像が Fig.11ⓜである. 病理診断は adenocarcinoma(tub1), pT1a, ly(−), v(−), pHM 0, pVM 0, Type 0-Ⅱb, 48×22 mm であった.

症例 12

　60 歳代，男性．糖尿病とアルコール性肝障害で近医で治療を受けていた．近医での内視鏡検査で前庭部にびらんが多発していたが，後壁に陥凹部の不整なびらんが指摘され，生検で Group 5（tub1）と診断され当院に紹介となった．

　除菌歴はないが UBT は 1.7‰，便中抗原も陰性で自然除菌と判断した．当院の内視鏡検査時では陥凹部は観察できず，治癒期びらんとの鑑別は困難であった（Fig.12ⓐ）．NBI 観察を行うも（Fig.12ⓑ），NBI 弱拡大（Fig.12ⓒ）でも，拡大を上げても（Fig.12ⓓ），癌と診断できる部分はなかった．しかし溝の部分には癌が存在する可能性も考えた．近医での生検組織が tub1 であることを再確認でき ESD を行うこととなった．Fig.12ⓔのようにマーキングを行った．ESD 後，半固定標本では，陥凹部が観察できた．Fig.12ⓕはホルマリン固定 1 日後の標本であるが，陥凹部には円形の開口部を有する腺管が散在性に観察できた．7 番の切片を呈示する（Fig.12ⓖ）．Fig.12ⓖの右側の隆起に対応する組織像では，粘膜表層部には非癌上皮が存在し，癌は粘膜中層に存在した（Fig.12ⓗ，青線内が癌腺管）．Fig.12ⓖの陥凹部の組織像では，粘膜表層に開口した癌腺管が散在していた（Fig.12ⓘ，青

3

除菌後発見胃癌 15 症例の提示と解説

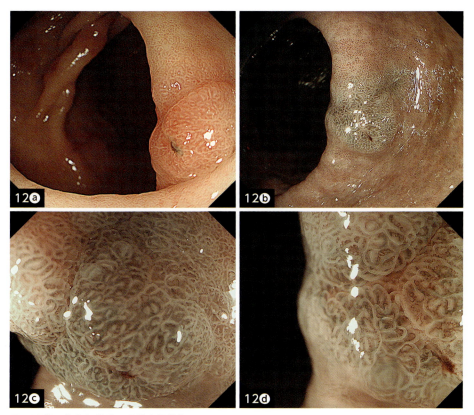

Fig.12ⓐ　前庭部後壁の通常内視鏡像
　　12ⓑ　前庭部後壁の NBI 非拡大内視鏡像
　　12ⓒ　癌部の NBI 弱拡大像
　　12ⓓ　癌部の NBI 強拡大像

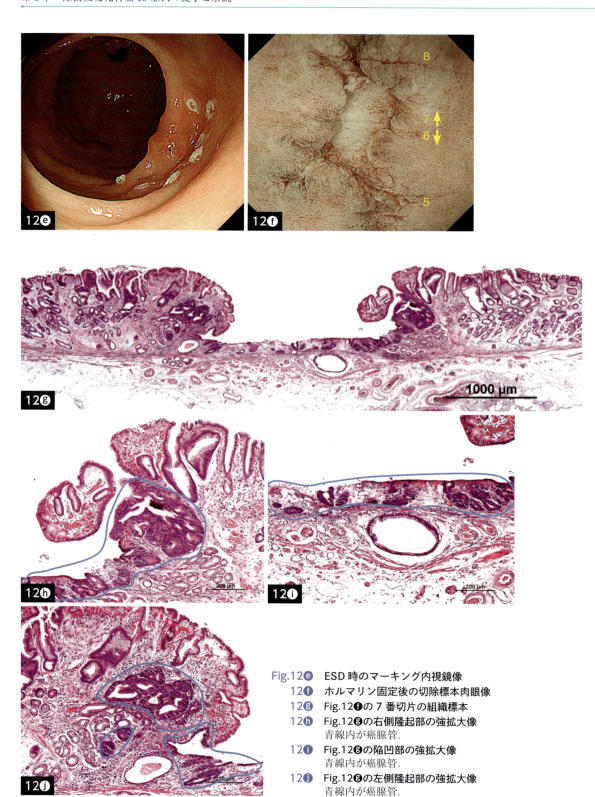

Fig.12ⓔ　ESD 時のマーキング内視鏡像
12ⓕ　ホルマリン固定後の切除標本肉眼像
12ⓖ　Fig.12ⓕの 7 番切片の組織標本
12ⓗ　Fig.12ⓖの右側隆起部の強拡大像
　　　青線内が癌腺管.
12ⓘ　Fig.12ⓖの陥凹部の強拡大像
　　　青線内が癌腺管.
12ⓙ　Fig.12ⓖの左側隆起部の強拡大像
　　　青線内が癌腺管.

線内が癌腺管）．この癌腺管がホルマリン固定後に観察された円形開口部に対応すると考えられる．Fig.12❺の左側隆起に対応する組織像も，粘膜表層は非癌上皮で占められ，癌は粘膜中層に認められた（Fig.12❻，青線内が癌腺管）．

> **Point ❶** 粘膜中層に癌腺管が存在すると，表層非癌上皮の窩間部は広くなる．

病理診断は，adenocarcinoma(tub1)，pT1a，ly(−)，v(−)，pHM 0，pVM 0，Type 0-Ⅱc，8×6 mm であった．

> **Point ❷** 生検後の変化も考慮する必要もあるが，非癌上皮が癌腺管の上を覆ってきたのは *H.pylori* 陰性化に起因する可能性も考えられる．

症例 13

50 歳代，男性．近医で，胃体下部小彎前壁の隆起病変からの生検で Group 3（Tubular adenoma, intestinal type）と診断され，その後，除菌が施行された．2 年後，経過観察の内視鏡検査でその病変は範囲が不鮮明化していたが，生検で Group 5（tub1，low-grade）の診断となり 2012 年，当院に紹介となった．

通常内視鏡観察で指摘されている部位に隆起を認め，病変として認識できた（Fig.13ⓐ，白矢印）．しかし NBI 内視鏡観察では，一部周囲と異なる粘膜模様部分を認めたが，癌と診断できる所見を読み取ることはできなかった（Fig.13ⓑ，ⓒ）．非癌上皮下に癌が存在する可能性を考え，生検を行った．生検組織で Group 5 を再確認したのち，ESD を行うこととした．

隆起部全体が切除範囲に入るようにマーキングを行った（Fig.13ⓓ，ⓔ）．切除標本からのマッピングでは Fig.13ⓕの赤線の部分に癌が存在した．

6 番の割線の組織像を，Fig.13ⓕの右側（肛門側）より順番に示す（Fig.13ⓖ〜ⓘ）．粘膜表層上皮は脱落しているが，おそらく非癌上皮が覆っていたものと推測された．また粘膜深層にも非癌腺管が存在し，さらに癌は粘膜内に非連続的に疎らに存在していた．7 番の割

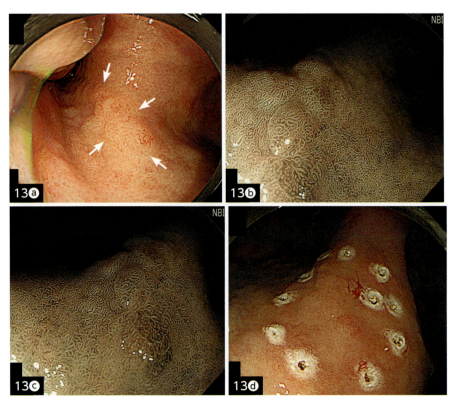

Fig.13ⓐ　**胃体下部小彎前壁の通常内視鏡像**　白矢印が病変を疑う隆起部.
　　13ⓑ　**病変部の NBI 非拡大内視鏡像**
　　13ⓒ　**病変部の NBI 非拡大内視鏡像**
　　13ⓓ　**ESD 時のマーキング**

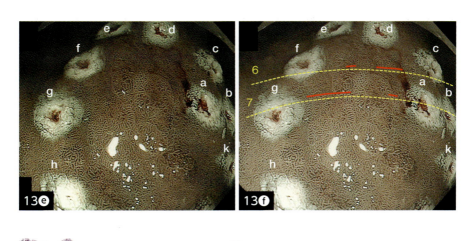

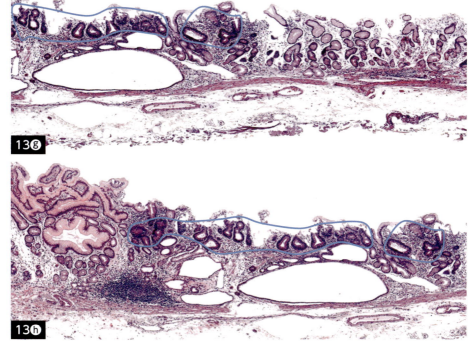

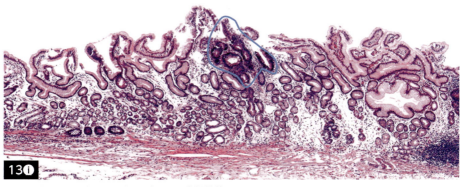

Fig.13e　ESD 時のマーキング，NBI 内視鏡像
　　13f　ESD 標本の割線と癌のマッピングを内視鏡像に乗せた像　赤線が癌である.
　　13g　Fig.13fの 6 番の割線の c 側の組織像　青線内が癌腺管.
　　13h　Fig.13fの 6 番の割線の中央部の組織像　青線内が癌腺管.
　　13i　Fig.13fの 6 番の割線の f 側の組織像　青線内が癌腺管.

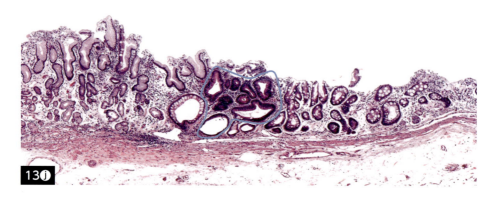

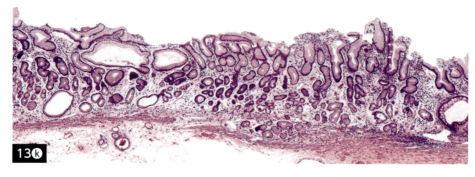

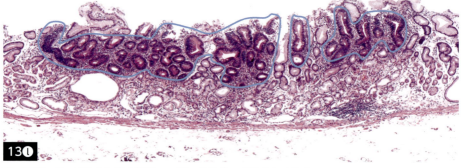

Fig.13ⓙ　Fig.13❶の 7 番の割線の a 側の組織像　青線内が癌腺管.
　　13ⓚ　Fig.13❶の 7 番の割線の Fig.13ⓙの隣の組織像　青線内が癌腺管.
　　13ⓛ　Fig.13❶の 7 番の割線の g 側の組織像　青線内が癌腺管.

線の組織像を同様に示す（Fig.13ⓙ～ⓛ）. 癌と非癌組織との関係は上述したものと同様であった.

　病理診断は adenocarcinoma（tub1）, pT1a, ly（-）, v（-）, pHM 0, pVM 0, Type 0-Ⅱa, 10×4 mm であった.

　この症例は, 除菌後発見胃癌の内視鏡像と組織像の一対一検討に取り組もうと決心したきっかけにもなった症例である.

> **Point ❶**　慢性活動性胃炎に除菌を行う場合, 上皮性腫瘍は非腫瘍性上皮に覆われてしまう可能性があることを知って行うべきである.

症例 14

50歳代前半，男性．10年前に近医で，十二指腸潰瘍で除菌治療を受けた．その後，定期的な内視鏡検査を受けていた．前庭部のびらんからの生検で，Group 2（tub1疑い）の診断となり，当院に紹介となった．しかし当院での初回内視鏡検査で病変は指摘できず，4か月ごとの内視鏡観察となった．

1年後の内視鏡検査で幽門輪近傍に陥凹病変が指摘された（Fig.14ⓐ，黄色矢印）．近接観察で陥凹が明らかに認められた（Fig.14ⓑ，黄色矢印）．弱拡大観察では細かな粘膜模様が観察された（Fig.14ⓒ）．NBIに切り替えるとその細かな模様の一部には形状不均一と方向性不同を認め，癌を示唆する所見として捉えられた（Fig.14ⓓ）．胃体部の内視鏡像では萎縮は認めず，分化型胃癌が発生するハイリスクの胃には全く見えなかった（Fig.14ⓔ，ⓕ）．幽門輪近傍の陥凹部からの生検でGroup 5（tub1）の診断となった．ESD時，生検瘢痕像より病変は容易に指摘できた（Fig.14ⓖ，黄色矢印）．弱拡大観察で病変部の粘膜模様は不鮮明化し，不整な血管も観察でき，癌と診断できる所見を確認できた（Fig.14ⓗ，ⓘ）．フルズームのNBI拡大観察では形状不均一な顆粒状模様と窩間部の不整血管が透見できた（Fig.14ⓙ）．ESDを行い，ホルマリン固定後，Fig.14ⓚのように病変部に割線を入れ，観

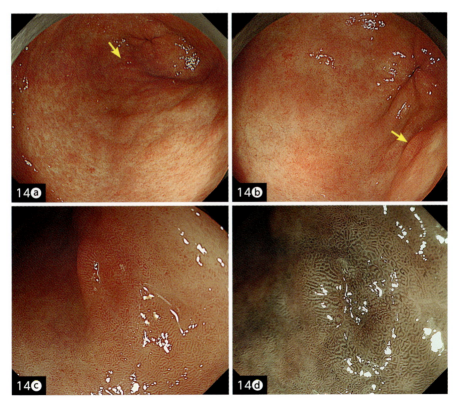

Fig.14ⓐ　幽門部の通常内視鏡像　黄色矢印が病変．
　　14ⓑ　病変部（黄色矢印）の近接観察
　　14ⓒ　病変部の弱拡大像
　　14ⓓ　病変部の NBI 弱拡大像

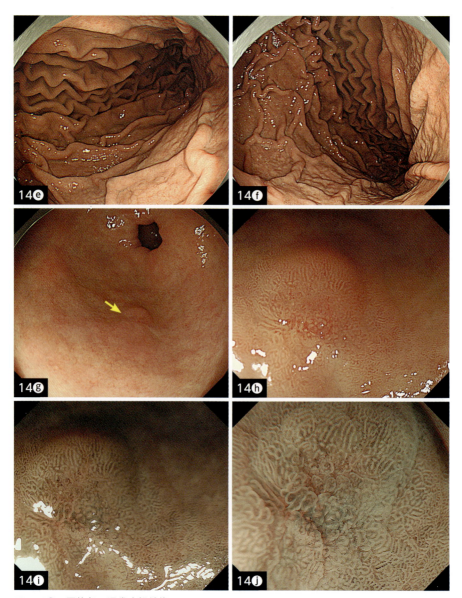

Fig.14ⓔ　胃体部の通常内視鏡像
　　14ⓕ　胃体部の通常内視鏡像
　　14ⓖ　ESD 時の病変部（黄色矢印）通常内視鏡像
　　14ⓗ　病変部の弱拡大内視鏡像
　　14ⓘ　病変部の NBI 弱拡大内視鏡像
　　14ⓙ　病変部の NBI 拡大内視鏡像

音開きに標本を作製した．癌のマッピングを NBI 拡大像に投影すると Fig.14ⓛのように
なった（Fig.14ⓛ，赤線が癌）．3 番の割線の組織像が Fig.14ⓜである（Fig.14ⓜ，黄色矢印
が癌）．病変部を拡大して観察すると，癌は一部で非癌腺窩上皮下に存在していた
（Fig.14ⓝ）．4 番の割線の組織像が Fig.14ⓞである．同部では癌は粘膜表面に露呈してい
た．

　病理診断は，adenocarcinoma（tub1），pT1a，ly（−），v（−），pHM 0，pVM 0，Type

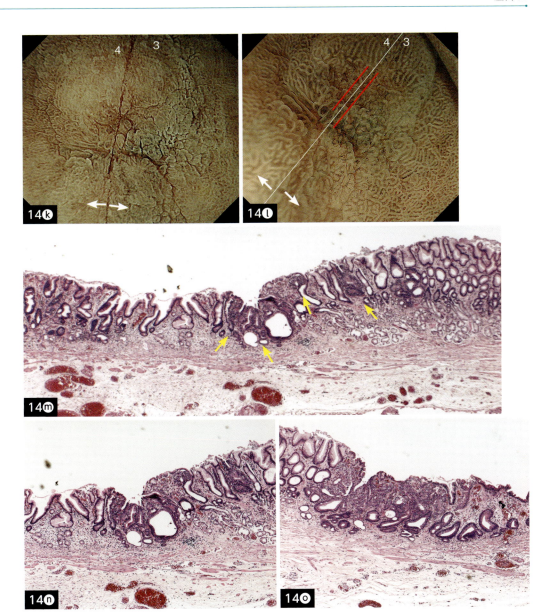

除菌後発見胃癌15症例の提示と解説

Fig.14ⓚ　ESD 後，ホルマリン固定し，割線を加えた像
14ⓛ　癌のマッピングを NBI 拡大像に乗せた像
14ⓜ　Fig.14ⓛの 3 番割線の組織像　黄色矢印が癌.
14ⓝ　Fig.14ⓜの癌部の組織像
14ⓞ　Fig.14ⓛの 4 番割線の組織像

0-Ⅱc，4×2 mm であった.
　この症例から学んだことは，*H.pylori* 既感染例は定期的な内視鏡検査を怠ってはいけない，ということである.

Point ❶　*H.pylori* 除菌後も定期的な内視鏡検査を励行すべきである.

症例 15

　70 歳代，男性．近医で除菌治療を受けた後，胃体下部に胃癌が発見され，当院に ESD 依頼で紹介された．指摘された胃癌を確認するために内視鏡検査をした際には，胃体上部小彎にも癌が疑われた（Fig.15ⓐ，黄色矢印が癌病変）．NBI 弱拡大観察では病変周囲には円形開口部が観察でき（Fig.15ⓑ，黄色矢印が癌病変），胃底腺粘膜と診断できる．病変部は楕円形の開口部や管状の粘膜模様に変化しているのが視認できた（Fig.15ⓑ）．これは，腫瘍などが胃底腺を置換して存在している可能性を示唆する所見である〔この診断理論は，拙著『胃の拡大内視鏡診断 第 2 版』の胃底腺型胃癌（p.69-75）の項目をぜひ参照していただきたい〕．

　胃底腺が腫瘍で置換された組織像をイメージしながら NBI 拡大観察を続けると，癌の進展により胃底腺が消失し，粘膜表層を非腺窩上皮が覆った際に出現する拡大像が観察できる（Fig.15ⓒ，黄色矢印が癌病変）．粘膜模様が不鮮明な部分には走行不整な血管も観察された（Fig.15ⓓ，黄色矢印が癌病変）．ここでは癌が露呈していると考えられる．さらに後壁側を観察すると同様に不整な血管が観察された（Fig.15ⓔ，黄色矢印が癌病変）．以上の所見より，癌と診断して生検を行ったが，病理診断は Group 2 であった．粘膜表層は

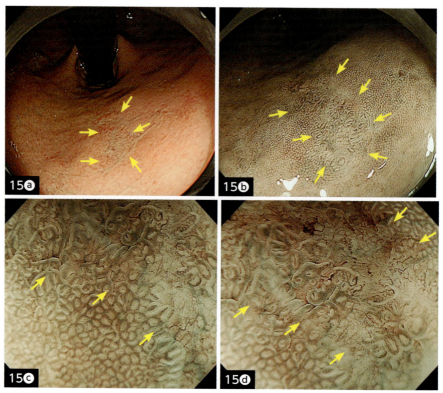

Fig.15ⓐ　**胃体上部小彎の通常内視鏡像**　黄色矢印が癌病変．
　　15ⓑ　**NBI 弱拡大内視鏡像**　黄色矢印が癌病変．
　　15ⓒ　**NBI 拡大内視鏡像**　黄色矢印が癌病変．
　　15ⓓ　**NBI 拡大内視鏡像**　黄色矢印が癌病変．

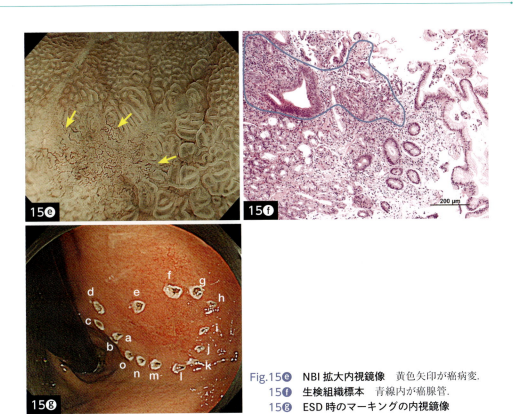

Fig.15ⓔ　NBI 拡大内視鏡像　黄色矢印が癌病変.
　　15ⓕ　生検組織標本　青線内が癌腺管.
　　15ⓖ　ESD 時のマーキングの内視鏡像

非癌腺窩上皮に覆われていることが推測されたので，粘膜のさらに深部を顕鏡して検討していただけるように依頼したところ，連続切片の生検組織が作製された．その結果，非癌腺窩上皮下に癌腺管が確認され Group 5 の診断となった（Fig.15ⓕ）．Fig.15ⓖが ESD 時のマーキング像である．マーキング a〜h の割線の組織像を示す（Fig.15ⓗ）．切除標本の口側は胃底腺粘膜であった（Fig.15ⓘ）．病変の口側の組織像（Fig.15ⓙ）では，粘膜表層は非癌腺窩上皮で覆われ，深部には胃底腺が存在し，それらに挟まれるように癌腺管が側方に進展していた．病変の肛門側の組織像では，胃底腺は癌に置き換わっていた（Fig.15ⓚ）.

　病理診断は adenocarcinoma（tub1 > tub2），pT1a，ly（−），v（−），pHM 0，pVM 0，Type 0-Ⅱc，12×6 mm であった.

> **Point ❶**　癌により胃底腺が萎縮・消失し，さらに粘膜表層が非癌腺窩上皮で覆われると，癌部粘膜は萎縮粘膜様に変化する.

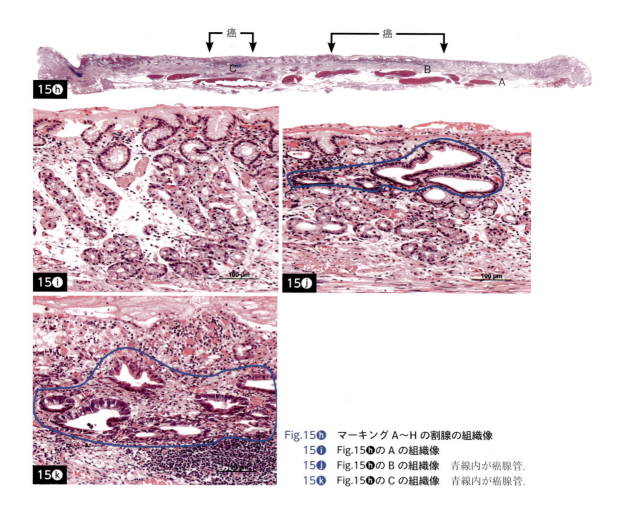

Fig.15**ⓗ**　マーキング A〜H の割腺の組織像
　15**ⓘ**　Fig.15**ⓗ**の A の組織像
　15**ⓙ**　Fig.15**ⓗ**の B の組織像　青線内が癌腺管.
　15**ⓚ**　Fig.15**ⓗ**の C の組織像　青線内が癌腺管.

文献

1) 中島滋美, 九嶋亮治：3. 病理診断と一致する慢性胃炎の内視鏡診断と分類. 春間 賢（監）：胃炎の京都分類. pp121-124, 日本メディカルセンター, 2014

2) 八木一芳, 味岡洋一：胃の拡大内視鏡診断 第2版. pp7-16, 医学書院, 2014

3) Ito M, Tanaka S, Takata S, et al：Morphological changes in human gastric tumors after eradication therapy of *Helicobacter pylori* in a short-term follow-up. Aliment Pharmacol Ther 21：559-566, 2005

4) Kobayashi M, Hashimoto S, Nishikura K, et al：Magnifying narrow-band imaging of surface maturation in early differenyiated-type gastric cancers after *Helicobacter pylori* eradication. J Gastroenterol 48：1332-1342, 2013

5) Saka A, Yagi A, Nimura S：Endoscopic and histological features of gastric cancers after successful *Helicobacter pylori* eradication therapy. Published online：10 March 2015

6) 八木一芳, 坂 暁子, 野澤優次郎, 他：除菌後発見胃癌の質的診断と範囲診断のコツ－特にNBI拡大内視鏡について. Gastroenterol Endosc 57：1210-1218, 2015

7) Yagi K, Saka A, Nozawa Y, et al：Prediction of *Helicobacter pylori* status by conventional endoscopy, narrow-band imaging magnifying endoscopy in stomach after endoscopic resection of gastric cancer. Helicobacter 19：111-115, 2014

8) 八木一芳, 中村厚夫, 関根厚雄, 他：Helicobacter pylori 陰性・正常胃粘膜内視鏡像の検討. Gastroenterol Endosc 42：1977-1987, 2000

9) Yagi K, Nakamura A, Sekine A：Characteristic endoscopic and magnified endoscopic findings in the normal stomach without Helicobacter pylori infection. J Gastroenterol Hepatol 17：39-45, 2002

10) Yagi K, Aruga Y, Nakamura A, et al：Regular arrangement of collecting venules（RAC）：a characteristic endoscopic feature of Helicobacter pylori-negative normal stomach and its relationship with esophago-gastric adenocarcinoma. J Gastroenterol 40：443-452, 2005

11) Yagi K, Nakamura A, Sekine A：Magnifying endoscopy of the gastric body：a comparison of the findings before and after eradication of *Helicobacter pylori*. Dig Endosc 14（Suppl）：S76-S82, 2002

12) Nomura S, Terao S, Adachi K, et al：Endoscopic diagnosis of gastric mucosal activity and inflammation. Dig Endosc 25：136-146, 2013

13) Kato M, Terao S, Adachi K, et al：Changes in endoscopic findings of gastritis after cure of *H.pylori* infection：multicenter prospective trial. Dig Endosc 25：264-273, 2013

14) 名和田義高, 八木一芳, 田中 恵, 他：慢性胃炎の拡大内視鏡診断— OLGA・OLGIM 分類に基づいた胃癌リスクを含めて. 胃と腸 51：52-63, 2016

15) 中村恭一, 菅野晴夫, 加藤 洋：臨床病理学的にみた腺境界 – 腸上皮化生のない胃底腺粘膜を限界づける線について. 胃と腸 15：125-136, 1980

16) 中村恭一：胃癌発生の場. 胃癌の構造 第3版. pp59-85, 医学書院, 2005

17) 上堂文也, 神崎洋光, 石原 立：胃の腸上皮化生の内視鏡診断. Gastroenterol Endosc 56：1941-1952, 2014

18) Nagata N, Shimbo T, Akiyama J, et al：Predictability of gastric intestinal metaplasia by mottled patchy erythema seen on endoscopy. Gastroenterology Research 4：203-209, 2011

19) Watanabe K, Nagata N, Nakashima R, et al：Predictive findings for Helicobacter pylori-uninfected, -infected and-eradicated gastric mucosa：Validation study. World J Gastroenterol

19：4374-4379, 2013

20）安田　貢：地図状発赤. 春間　賢（監）：胃炎の京都分類. pp88-90, 日本メディカルセンター, 2014

21）Yagi K, Honda H, Yang JM, et al：Magnifying endoscopy in gastritis of the corpus. Endoscopy 37：660-666, 2005

22）Haruma K, Suzuki T, Tsuda T, et al：Evaluation of tumor growth rate in patients with early gastric carcinoma of the elevated type. Gastrointest Radiol 16：289-292, 1991

23）Kitamura Y, Ito M, Matsuo T, et al：Characterstic epithelium with low-grade atypia appears on the surface of gastric cancer after successful Helicobacter pylori eradication therapy. Helicobacter 19：289-295, 2014

24）八木一芳, 坂　暁子, 野澤優次郎, 他：除菌後発見胃癌の質的診断と範囲診断のコツ―特に NBI 拡大内視鏡について. Gastroentarol endosc 57：1210-1218, 2015

25）Saka A, Yagi K, Nimura S：Endoscopic and histological features of gastric cancers after successful Helicobacter pylori therapy. Gastric cancer Epub 10, March, 2015

26）Kobayashi M, Hashimoto S, Nishikura K, et al：Magnifying narrow-band imaging of surface maturation in early differentiated-type gastric cancers after Helicobacter pylori eradication. J Gastroenterol 48：1332-1342, 2013

27）八木一芳, 坂　暁子, 野澤優次郎, 他：粘膜中層進展分化型胃癌と除菌後胃癌の接点の検討. Gastroenterol Endosc 57（Suppl）：758, 2015

28）八木一芳, 味岡洋一：胃の拡大内視鏡診断 第 2 版. pp62-69, 医学書院, 2014

29）Saka A, Yagi K, Nimura S：OLGA-and OLGIM-based staging of gastritis using narrow-band imaging magnifying endoscopy. Dig Endosc 2015 Apr 28（Epub ahead of print）

30）名和田義高, 八木一芳, 中村厚夫：胃炎京都分類の atrophy と発赤（activity）における通常内視鏡と拡大内視鏡との乖離と問題点の検討. Gastroenterol Endosc 57（Suppl 2）：1970, 2015

31）Doyama H, Yoshida N, Tsuyama S, et al：The "white globe appearance"（WGA）：a novel marker for a correct diagnosis of early gastric cancer by magnifying endoscopy with narrow-band imaging（M-NBI）. Endosc Int Open：13：E120-E124, 2015

索引